ब्लड प्रेशर

जितना संयत, उतना स्वस्थ

डॉ. यतीश अग्रवाल

रेखा अग्रवाल

वैज्ञानिक जागरूकता वर्ष
Year of Scientific Awareness

राजकमल प्रकाशन

पहला संस्करण 2004
पाँचवाँ संस्करण 2017

ISBN : 978-81-267-0935-9

सलाहकार

डॉ. कमल के. सेठी
अध्यक्ष, दिल्ली हार्ट एंड लंग इंस्टीट्यूट
पंचकुंइया रोड, नई दिल्ली

डॉ. आर.एस.के. सिन्हा
वरिष्ठ फिजिशियन, मूलचंद अस्पताल
लाजपत नगर, नई दिल्ली

चित्र संयोजन एवं आवरण : अभिमन्यु सिन्हा
ग्राफिक्स : तापस सरकार
रूप-सज्जा : नरेश शर्मा
उत्पादन अधिकारी : महेश चंद्र

राजकमल प्रकाशन प्रा. लि.
1-बी, नेताजी सुभाष मार्ग, दरियागंज
नई दिल्ली-110 002
फोन : 011-23274463, 23288769 फैक्स : 23278144
शाखाएँ : अशोक राजपथ, साइंस कॉलेज के सामने, पटना-800 006
पहली मंजिल, दरबारी बिल्डिंग, महात्मा गांधी मार्ग, इलाहाबाद-211 001
36 ए, शेक्सपियर सरणी, कोलकाता-700 017
वेबसाइट : www.rajkamalprakashan.com
ई-मेल : info@rajkamalprakashan.com

मुद्रक : बी.के. ऑफसेट
नवीन शाहदरा, दिल्ली-110 032

Blood Pressure: Jitna Sainyat, Utna Swasth
by Dr. Yatish Agarwal & Rekha Agarwal
E-mail: dryatish@yahoo.com

मूल्य ₹60

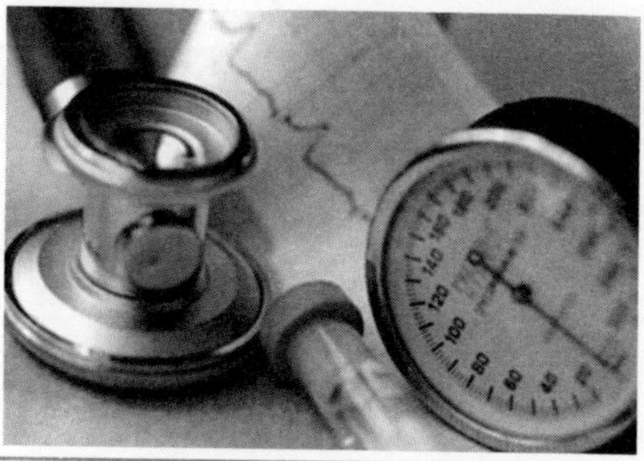

अनुक्रम

धमनियों पर बढ़ता दाब

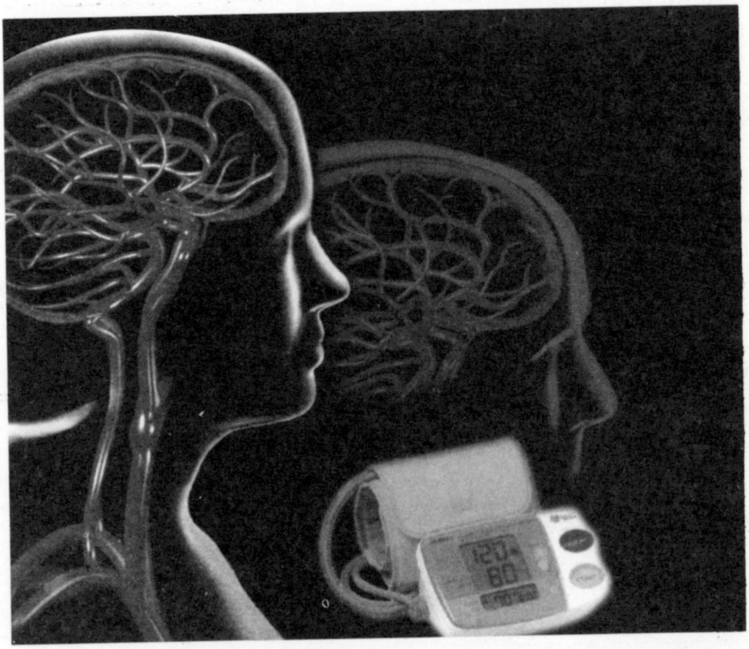

उच्च रक्तदाब जीवनशैली से जुड़ा वर्तमान सदी का प्रमुख रोग है। दुनिया में एक अरब लोग इस रोग से घिरे हुए हैं। इसके होने पर शरीर के सभी प्रमुख अंगों की हानि होती है। लेकिन कोई शुरू से ही सजग रहे और रक्तदाब पर नियंत्रण पा ले, तो जीवन सुखी बना रह सकता है। स्वस्थ खानपान, व्यायाम, स्वस्थ जीवनशैली अपनाकर और आवश्यकतानुसार उच्च रक्तदाब रोधी दवाएँ लेकर रक्तदाब काबू में रखा जा सकता है। रक्तदाब क्या है, इसकी स्वस्थ सीमाएँ क्या हैं, इसके बढ़ने के क्या लक्षण हैं, इसका पता चलने पर कौन-कौन से जाँच-परीक्षण जरूरी हैं और उपचार के क्या उपाय हैं—इस संबंध में यहाँ अद्यतन जानकारियाँ प्रस्तुत हैं।

जीवन का आनंद अपने भीतर छुपी ऊर्जाओं के सदुपयोग, निरंतर विकास, परिवर्तनशील बने रहने और हर नए अनुभव के रसास्वादन में ही समाविष्ट है। इस प्रक्रिया पर विराम लगने का अर्थ ही जीवन का अंत है।

ऐलियस्टर क्राउले

द कनफैशन्स ऑफ ऐलियस्टर क्राउले

हमारे भीतर की दुनिया सचमुच विराट है। हाड़-मांस की पूरी एक नगरी है जिसके केंद्र में बसा है दिल ! उसकी हर धड़कन से जुड़ा है जीवन का मधुर संगीत, जिससे सप्राण रहती है जीवनगंगा, धमनियों के आँचल में मचल-मचल कर यह इस पूरी विराट नगरी को ऊर्जा से भर देती है। दिल से स्पन्दित होकर हमारे भीतर का पाँच लीटर खून धमनियों में यात्रा करते हुए हर मिनट समूचे शरीर की परिक्रमा लगा आता है। इसी से शरीर की हर कोशिका को जीवनशक्ति मिलती है, और हमारा यह जीवन गतिमान रहता है।

यह जीवनदायक कार्य पूरा करने के लिए दिल बहुत वेग के साथ धमनियों में खून पंप करता है। इसकी प्रत्येक धड़कन के साथ धमनियों में रक्त की जैसे एक लहर आगे बढ़ जाती है। इस लहर का अपना एक दाब होता है। यह दाब हर धड़कन के साथ बढ़ता और घटता है। दिल एक मिनट में जितनी बार सिकुड़ता है, सुस्ताता है, धमनियों पर पड़ने वाला यह रक्तदाब भी उतनी ही बार बढ़ता-घटता है।

रक्तदाब क्या है

धमनियों पर पड़नेवाला यह रक्तदाब ही ब्लड प्रेशर है। यह सामान्य रूप से एक सीमा में रहता है और इसे हम नाप सकते हैं। जिस समय दिल सिकुड़ता है और खून को महाधमनी में पंप करता है, उस समय धमनियों पर पड़नेवाला दाब अपने शिखर पर होता है। यह सिकुड़न-क्रिया सिस्टली कहलाती है, इसीलिए इस दाब को सिस्टोलिक ब्लड प्रेशर कहते हैं। प्रत्येक धड़कन के बाद दिल कुछ मिली सेकेंड के लिए सुस्ताता है, उस समय रक्तदाब घटकर अपने न्यूनतम स्तर पर पहुँच जाता है। यह हृदय के अनुशिथिलन काल का दाब डायस्टोलिक ब्लड प्रेशर कहलाता है।

स्वस्थ रहने के लिए यह जरूरी है कि दोनों ही दाब सामान्य सीमा में रहें। इनके बढ़ जाने पर पूरे शरीर पर बुरा असर पड़ता है। अधिक दाब से त्रस्त हुई धमनियाँ पत्थर जैसी सख्त होती जाती हैं और इसका असर हृदय, मस्तिष्क, आँखों और गुर्दों पर पड़ता है। न सिर्फ उम्र घटती है, बल्कि तरह-तरह के शारीरिक कष्टों से जीवन की खुशियाँ भी छिन जाती हैं।

एक अरब लोगों का रोग

अनुमान है कि आज विश्व में कुल मिलाकर एक अरब स्त्री-पुरुष उच्च रक्तदाब के रोगी हैं। जैसे-जैसे हम सुसभ्य और सुसंस्कृत हुए हैं, प्राकृतिक आँचल से दूर छिटकते गए हैं, अपने जीने के तौर-तरीके बदले हैं, उच्च रक्तदाब आधुनिकता का अंग बन हमारे जीवन में शामिल हो गया है। यह चिंताजनक स्थिति अकेले अमेरिका या पश्चिमी यूरोप की ही नहीं, बल्कि एशिया और अफ्रीका समेत दुनिया के हर सभ्य संघर्षशील मानव समाज की है। कोई इस रोग से बच पाया है तो वह इक्के-दुक्के कबीले के लोग हैं जो प्रकृति की गोद में आधुनिकता से कोसों दूर जंगलों में बसे हैं, जिनका जीवन आज भी बिल्कुल सीधा-सरल है। सच है कि केंद्रीय और दक्षिणी अफ्रीका के कुछ कबीलों में लोगों का सामान्य रक्तदाब 100/60 पाया गया है।

भारत की चिंताजनक तस्वीर

उच्च रक्तदाब भारत में कितना व्यापक है, यह जानने के लिए देश के अलग-अलग हिस्सों में सामुदायिक स्तर पर कुछ अध्ययन हुए हैं। उनसे जो तस्वीर उभरी है, वह काफी चिंताजनक है। दिल्ली के शहरी क्षेत्र में 25 प्रतिशत वयस्क पुरुष और 28 प्रतिशत वयस्क स्त्रियाँ उच्च रक्तदाब से पीड़ित पाए गए, जबकि सीमावर्ती हरियाणा के ग्रामीण क्षेत्र में यह दर पुरुषों में 13 प्रतिशत और स्त्रियों में 11 प्रतिशत पाई गई। जयपुर से मिले आँकड़े भी इससे मिलते-जुलते हैं। 30-39 वर्ष के जयपुर निवासियों में 27 प्रतिशत पुरुषों और 24 प्रतिशत स्त्रियों का रक्तदाब बढ़ा हुआ पाया गया। मुंबई के आँकड़े भी इतने ही चिंतनीय हैं।

स्पष्ट है कि भारत की स्थिति विकसित देशों जितनी ही खराब है। लेकिन इससे भी अधिक चिंतनीय विषय भारतीय बच्चों में विकसित देशों के बच्चों की तरह उच्च रक्तदाब की तादाद बढ़ने का है। आर्थिक संपन्नता आने के साथ मध्यम और उच्च वर्ग के परिवारों के बच्चों का जीवन बहुत बदल गया है, उनके मनपसंद फास्ट फूड में वसा, कैलोरी और सोडियम बहुत अधिक मात्रा में होता है, उनका अधिकांश समय टेलीविजन और कम्प्यूटर के सामने बीतने लगा है, शारीरिक खेलकूद के लिए न तो उनके पास समय है, न समाज की ही प्रेरणा। खेल के बड़े मैदान भी नहीं रहे कि बच्चे भागें-दौड़ें और स्वस्थ रहें। स्कूली बच्चों में हुए अध्ययनों से यह स्पष्ट है कि उनमें मोटापा, उच्च रक्तदाब और डायबिटीज की दर बढ़ती जा रही है।

सामान्य-असामान्य की सीमाएँ

हमारा रक्तदाब हर समय एक जैसा नहीं रहता। यह सुबह-शाम, सोते-जागते, जीवन की विभिन्न गतिविधियों को पूरा करते हुए अपने से घटता-बढ़ता रहता है। लेकिन जब रोग होता है, तब यह दाब लगातार बढ़ा रहता है। यह दाब किसी स्वस्थ

व्यक्ति में सामान्य रूप से किस स्तर पर होना चाहिए, इसके निश्चित मानदंड हैं। इन मानदंडों के आधार पर ही उच्च रक्तदाब की गंभीरता की श्रेणी भी निश्चित की जाती है। इन मानदंडों का निर्धारण **उच्च रक्तदाब रोकथाम, निदान, मानांकन तथा उपचार** के पुण्य कार्य में जुटी अमेरिकी *राष्ट्रीय संयुक्त समिति* द्वारा किया गया है। इस समिति की नवीनतम सातवीं रपट पिछले वर्ष ही सार्वजनिक हुई है।

18 वर्ष और उससे अधिक उम्र के लोगों में रक्तदाब की सामान्य-असामान्य सीमाएँ

स्थिति	सिस्टोलिक रक्तदाब (mm Hg)	डायस्टोलिक रक्तदाब (mm Hg)	उसका महत्व
♥ सामान्य	120 से कम	80 से कम	स्वस्थ सीमा में है, पर उसे दुरुस्त रखने के लिए स्वस्थ जीवनशैली अपनाना जरूरी है
☛ रोगप्रेरक	120-139	80-89	सावधान! स्वस्थ जीवनशैली अपनाकर अभी भी रक्तदाब संयत किया जा सकता है
☛ उच्च रक्तदाब			
प्रथम अवस्था	140-159	90-99	जीवनशैली में सुधार लाने के साथ-साथ रक्तदाब पर नियंत्रण पाने के लिए दवा लेना अब अनिवार्य है
दूसरी अवस्था	159 से अधिक	99 से अधिक	यह स्थिति स्वास्थ्य की दृष्टि से गंभीर है, जीवनशैली में सुधार लाने के साथ-साथ प्रायः ही दो दवाएँ लेनी पड़ती हैं

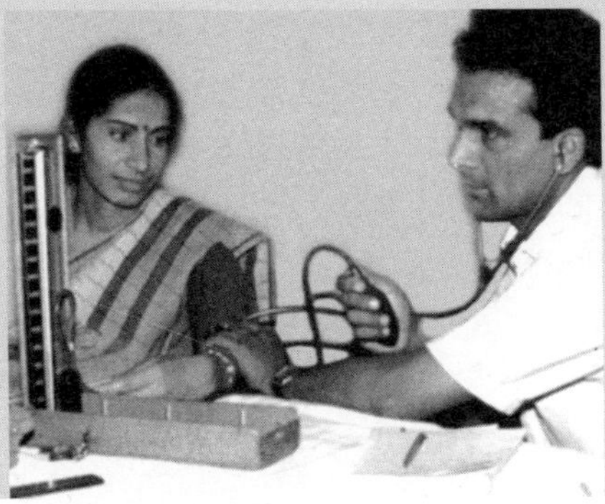

बच्चों में रक्तदाब की सामान्य सीमाएँ

बच्चों में रक्तदाब की सामान्य सीमाएँ उम्र के साथ बदलती जाती हैं। कुछ साल पहले तक बच्चों में रक्तदाब की जाँच करने पर किसी का ध्यान नहीं जाता था, लेकिन अब जैसे-जैसे उनमें उच्च रक्तदाब की दर बढ़ रही है, रक्तदाब की जाँच करना और अलग-अलग उम्र पर रक्तदाब की स्वस्थ सीमाएँ जानना जरूरी हो गया है :

लड़के	उम्र	लड़कियाँ
85/37	1 साल	86/40
88/42	2 साल	88/45
91/46	3 साल	89/49
93/50	4 साल	91/52
95/53	5 साल	93/54
96/55	6 साल	94/56
97/57	7 साल	96/57
99/59	8 साल	98/58
100/60	9 साल	100/59
102/61	10 साल	102/60
104/61	11 साल	103/61
106/62	12 साल	105/62
108/62	13 साल	107/63
111/63	14 साल	109/64
113/64	15 साल	110/65
116/65	16 साल	111/66
118/67	17 साल	111/66

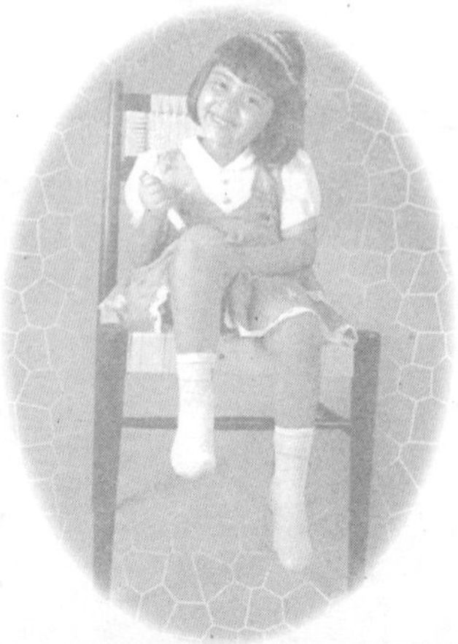

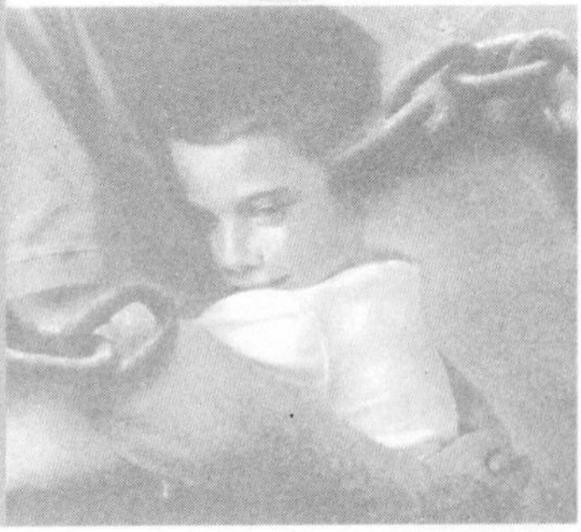

रक्तदाब मापन के नियम

रक्तदाब मापन के कुछ सरल नियम हैं। उन पर ध्यान न देने से रक्तदाब गलत पढ़ा जा सकता है। जब भी रक्तदाब की जाँच कराएँ, ये छोटी-छोटी सावधानियाँ अवश्य व्यवहार में लाएँ :

♥ डॉक्टर के पास पहुँचने के बाद पहले कम-से-कम पाँच मिनट आराम करें, उसके बाद ही अपना रक्तदाब दिखाएँ। जाँच के समय कुर्सी से टेक लगाकर आराम-पूर्वक बैठें। पैर जमीन पर रखें। कहीं दूर से चलकर आने के बाद तुरंत जाँच कराने पर रक्तदाब बढ़ा हुआ हो सकता है।

♥ यह ध्यान रखें कि आपकी बाँह और रक्तदाब मापक-यंत्र दिल के समकक्ष

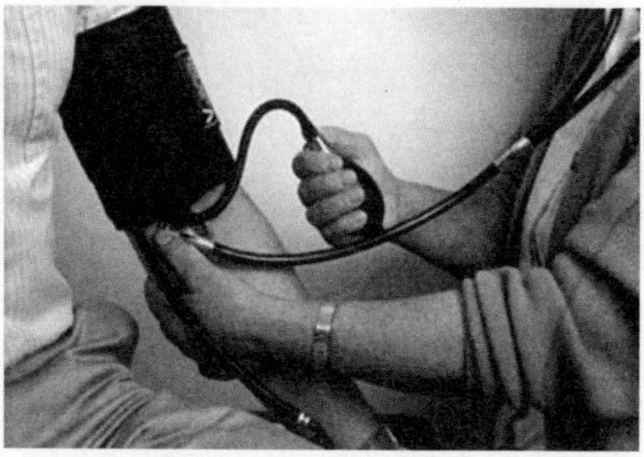

ऊँचाई पर होना अनिवार्य है।

♥ जाँच के 30 मिनट पहले से चाय, कॉफी, कोला ड्रिंक और धूम्रपान वर्जित हैं। उन्हें पीने से रक्तदाब अगले 15-20 मिनट के लिए बढ़ जाता है।

♥ रक्तदाब मापक-यंत्र के बाँह पर बाँधे जानेवाले कफ की चौड़ाई बाँह की मोटाई के अनुपात में होनी जरूरी है। कफ इतना चौड़ा होना चाहिए कि बाँह का 80 प्रतिशत घेरा उसमें आ जाए। बाँह के मोटे होने पर साधारण कफ से रक्तदाब लेने पर ब्लड प्रेशर की रीडिंग बढ़ी हुई आती है। यदि बाँह पतली और कफ बड़ा है तो ठीक उलट होता है; रक्तदाब कम नापा जाता है।

♥ रक्तचाप मापने के लिए कोई ठीक काम कर रहा यंत्र ही प्रयोग में लाएँ। घर पर जिस यंत्र को प्रयोग करें, उसकी विश्वसनीयता डॉक्टर द्वारा ली गई रीडिंग के आधार पर समय-समय पर अवश्य जाँचते रहें।

रक्तदाब बढ़ने के लक्षण

रक्तदाब बढ़ने पर शुरू में इसका कोई लक्षण नहीं दिखाई देता। कुछ लोग सरदर्द, चक्कर, घुमेरी, धड़कन, थकान और खिन्नता की शिकायत करते हैं, किंतु ये परेशानियाँ इतनी आम हैं कि इन्हें उच्च रक्तदाब से जोड़ना वाजिब नहीं है।

रक्तदाब बढ़ने से उपजा सरदर्द खास किस्म का होता है। यह सिर के पिछले हिस्से में होता है। यह दर्द सुबह नींद से उठते ही शुरू हो जाता है, और कुछ घंटों के बाद अपने से शांत हो जाता है। जैसे कि शरीर से खतरे की घंटी बज रही हो, कोई न सुनना चाहे तो उसकी इच्छा!

ज्यादातर लोगों में रक्तदाब बढ़ने का निदान अकस्मात् ही होता है। कभी बीमार होने पर डॉक्टर के पास परामर्श के लिए जाने या वार्षिक स्वास्थ्य परीक्षण के समय जाँच होने पर पता चलता है कि रक्तदाब बढ़ा हुआ है। कुछ लोगों को इसका पता बहुत बाद से चलता है। रक्तदाब बढ़े रहने से जब तरह-तरह की जटिलताएँ उत्पन्न होने लगती हैं तब रोग का निदान होता है। कुछ को नकसीर फूट आती है, कुछ की साँस फूलने लगती है, कुछ की दृष्टि धुँधली हो जाती है, कुछ के गुर्दे काम करना बंद कर देते हैं, कुछ को दिल का दौरा पड़ जाता है और कुछ को पक्षाघात हो जाता है, तब जाकर पता चलता है कि शरीर के भीतर उच्च रक्तदाब रूपी हिंस्र जीव आ बैठा है। *साइलेंट किलर* की उपमा इस रोग को इसीलिए मिली हुई है।

रक्तदाब बढ़े रहने के दुष्परिणाम

रक्तदाब के बढ़ने से इसके अनेक दुष्परिणाम हो सकते हैं। सबसे अधिक कष्ट हृदय को भुगतना पड़ता है। ब्लड प्रेशर बढ़े होने पर दिल को धमनियों में रक्त पंप करने के लिए अधिक जोर लगाना पड़ता है। जैसे वेट लिफ्टिंग करने से हमारी भुजाओं की पेशियाँ बलिष्ठ हो जाती हैं, उसी प्रकार लगातार बढ़े हुए प्रतिरोध के विरुद्ध धमनियों में रक्त पंप करते-करते दिल की पेशियों में भी कुछ समय बाद अतिवृद्धि उत्पन्न हो जाती है। किंतु जहाँ भुजाओं के बलिष्ठ होने से उनकी ताकत बढ़ती है, दिल की पेशियों के बढ़ने से दिल पर बुरा असर पड़ता है। उसकी ग्लूकोज़ और ऑक्सीजन की माँग बढ़ जाती है, किंतु कोरोनरी धमनियाँ यह माँग पूरी नहीं कर पातीं। अतः उच्च रक्तदाब होने पर ऐंजाइना और दिल का दौरा होने का जोखिम बढ़ जाता है। कुछ वर्षों के बाद दिल लगातार कड़ी मेहनत करते-करते थकने लगता है और उसकी खून पंप करने की ताकत घटती जाती है। थोड़ी भी शारीरिक मेहनत करने पर साँस फूलने लगती है। दिल फेल कर जाता है। शरीर में पानी भर जाता है। इसका अंतिम परिणाम कुछ भी हो सकता है।

निरंतर अधिक दाब बने रहने से धमनियों का लचीलापन भी नष्ट होता जाता है। वे पत्थर जैसी सख्त हो जाती हैं। खून को बढ़ने में प्रतिरोध का सामना करना पड़ता है। धमनियों के भीतर चरबी जमने की प्रक्रिया भी तेज हो जाती है।

रक्तदाब बढ़े रहने से मस्तिष्क की धमनियों में भी परिवर्तन आने लगते हैं। उनमें छोटे-छोटे फफोले (ऐन्यूरिज्म) उठ आ सकते हैं जिनके फटने से मस्तिष्क के भीतर रक्तस्राव (ब्रेन हेमरेज) होने का खतरा मँडराने लगता है। रक्त बिम्बाणुओं का थक्का बनने और इसके किसी मस्तिष्क-धमनी में फँसने से मस्तिष्क के किसी भाग की रक्त आपूर्ति अचानक कट सकती है। दोनों स्थितियाँ अंगघात के लिए दोषी हो सकती हैं। जीवन भी जा सकता है।

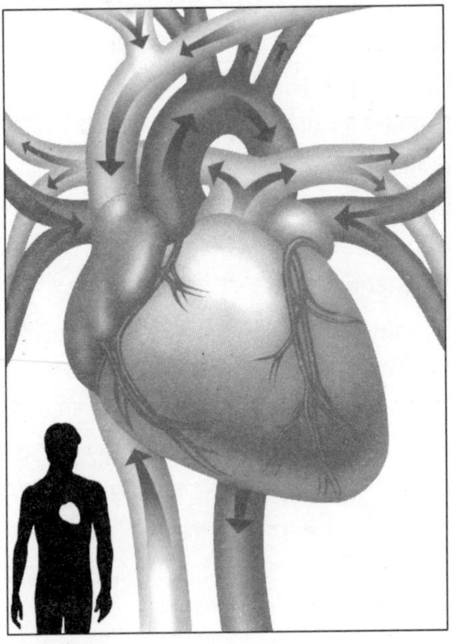

कभी-कभी अचानक मस्तिष्क के किसी हिस्से की रक्त आपूर्ति कुछ देर के लिए टूट जाती है। इससे कुछ मिनटों के लिए दिखना बंद हो जाता है, आवाज नहीं निकलती, शरीर का कोई अंग काम करना बंद कर देता है,

बेहोशी छा जाती है।

दृष्टिपटल की लघु रक्त-वाहिकाएँ भी रक्तदाब के बढ़े रहने से बच नहीं पातीं। समय के साथ इनमें अनेक दुष्परिवर्तन आ जाते हैं। इससे दृष्टि सिमट सकती है, धुँधली हो सकती है, कभी-कभी दिखना भी बंद हो जाता है।

रक्तदाब बढ़ने का गुर्दों पर भी बुरा असर पड़ता है। गुर्दों की खून छानने वाली इकाइयों (ग्लॉम्यूरलाई), उनकी ओर खून लाने और उनसे साफ हुआ खून ले जानेवाली धमनिकाओं पर गंभीर असर पड़ता है। ग्लॉम्यूरलाई सूक्ष्म रक्त-वाहिकाओं के गुच्छे होते हैं और उनके रुग्ण होने पर गुर्दों की कामकाजी क्षमता धीरे-धीरे घटती चली जाती है। रक्तदाब पर नियंत्रण न रखा जाए तो कुछ वर्ष बाद गुर्दे काम करना बंद कर देते हैं। जिन लोगों को उच्च रक्तदाब के साथ डायबिटीज भी होती है उनमें गुर्दों के ठप होने (नेफरोपैथी होने) की दर चार गुना अधिक होती है।

रक्तदाब बढ़ने पर जाँच-परीक्षण

रक्तदाब के बढ़े होने का पता लगते ही अपने स्वास्थ्य के प्रति सावधान हो जाने में भलाई है। किसी विशेषज्ञ से राय लेकर शुरू में ही सभी अनिवार्य जाँच-परीक्षण करा लेना उपयोगी होता है। इससे कई चीजें साफ हो जाती हैं। पता चल जाता है कि जीवनशैली में क्या-क्या सुधार लाने अनिवार्य होंगे, रक्तदाब बढ़े होने से शरीर के किस-किस अंग की कितनी हानि हो चुकी है, और रक्तदाब बढ़ने के पीछे कोई दूसरा रोग तो दोषी नहीं है। पाँच प्रतिशत मामलों में रक्तदाब की वृद्धि किसी दूसरे शारीरिक रोग की देन होती है। कुछ हार्मोनल रोग, गुर्दों के दीर्घकालिक रोग, महाधमनी की जन्मजात सिकुड़न (कोआर्कटेशन ऑफ अओर्टा), लंबे समय तक स्टीरॉयड दवाओं का सेवन, फियोक्रोमोसाइटोमा रक्तदाब बढ़ा सकते हैं।

रोग की पूरी जानकारी पाने के लिए डॉक्टर जीवनचर्या के बारे में विस्तार से पूछताछ करता है, विधिवत शारीरिक जाँच करता है और फिर अनिवार्य लेबोरेटरी जाँच-परीक्षण कराने की सलाह देता है। ई.सी.जी., मूत्र जाँच, रक्त ग्लूकोज़, हीमोग्लोबिन, ब्लड काउंट, सिरम पोटेसियम, सिरम क्रिएटिनिन, सिरम कैल्सियम, लिपिड प्रोफाइल, सिरम यूरिक एसिड, पेट का अल्ट्रासाउंड, छाती का एक्स-रे और इकोकार्डियोग्राफी होने से शारीरिक स्वास्थ्य और जैव-रासायनिकी की पूरी तस्वीर खिंच जाती है। सभी चीजें स्पष्ट हो जाने पर उपचार के बाबत उचित फैसला लिया जाता है।

उपचार की राह

उच्च रक्तदाब के उपचार का ध्येय शरीर को बढ़े हुए दाब के दुष्परिवर्तनों से मुक्त रखना है। उस पर नियंत्रण पाने के लिए जीवनशैली पर ध्यान देना पड़ता है। खानपान, वजन और व्यायाम पर ध्यान देकर रक्तदाब कम किया जा सकता है।

रक्तदाब पर नियंत्रण पाने के लिए जीवनशैली में सुधार लाएँ		
उपाय	**मूल सुझाव**	**उसके कारण मिलनेवाला लाभ** (सिस्टोलिक रक्तदाब में आनेवाली कमी)
वजन घटाएँ	वजन को स्वस्थ सीमा में ले आएँ	प्रति 10 किलो वजन घटाने पर रक्तदाब में 5-20 mm Hg (मिलीमीटर मरक्यूरी) की घटत
स्वस्थ आहार	खूब ताजे फल और शाक-सब्जियाँ खाएँ, शुद्ध दूध की बजाय सप्रेटा दूध पिएँ, भोजन में संतृप्त वसा और वसा की कुल मात्रा घटा दें	रक्तदाब में 8-14 mm Hg की घटत
नमक कम लें	पूरे दिन में 2.4 ग्राम सोडियम या 6 ग्राम नमक लें	सोडियम-संवेदी व्यक्तियों में रक्तदाब में 2-8 mm Hg की घटत
शारीरिक व्यायाम	रोजाना व्यायाम करें। कम से कम 30 मिनट चुस्त गति से चलना, जोगिंग करना, तैरना, या ऐरोबिक एक्सरसाइज करना रक्तदाब में सुधार लाता है	रक्तदाब में 4-9 mm Hg की घटत
मदिरा पर रोक	मदिरा लेने की इच्छा रखें तो सीमित मात्रा में लें। पुरुष दिन में अधिक से अधिक 60 एमएल; और स्त्रियाँ 30 एमएल मदिरा ले सकती हैं।	रक्तदाब में 2-4 mm Hg की घटत
तनाव-मुक्ति की युक्तियाँ	कार्य शैली में सुधार, योग, ध्यान, हँसना-खेलना, आमोद-प्रमोद के लिए समय देना, छुट्टी पर जाना	रक्तदाब में सुधार। कितना लाभ, यह अंकों में बता पाना कठिन है।
धूम्रपान छोड़ दें	यद्यपि धूम्रपान छोड़ने से रक्तदाब नहीं घटता, लेकिन विभिन्न अंगों पर होनेवाले उसके दुष्परिवर्तनों पर रोक लगती है	ऐंजाइना, दिल का दौरा, मस्तिष्क आघात की दर में महत्वपूर्ण कमी

रक्तदाब अधिक नहीं बढ़ा होता, तो उसे इन उपायों से कंट्रोल में लाया जा सकता है। पर सिस्टोलिक रक्तदाब यदि 139 mm Hg और डायस्टोलिक रक्तदाब 89 mm Hg से अधिक हो तो जीवनशैली में स्वस्थ परिवर्तन लाने के साथ-साथ उच्च रक्तदाब रोधी दवाएँ भी लेनी पड़ती हैं। कौन सी दवा किसे किस मात्रा में दी जाए, कब कोई दूसरी दवा जोड़ी जाए, कब दवा बदली जाए, इसके स्पष्ट नियम हैं। इस संबंध में डॉक्टर ही उचित राय दे सकता है।

यह समझ लेना बेहद जरूरी है कि उच्च रक्तदाब जीवन भर चलने वाला रोग है। इसके इलाज में ढील बरतना गलत है। हर महीने कम से कम एक बार अपना रक्तदाब जरूर देखें और जरूरी होने पर अपने डॉक्टर से भी मिलें। हर साल अपने सभी जाँच-परीक्षण भी करवाएँ जिससे कि रोग पर पूरी नजर रहे।

जितना संयत, उतना स्वस्थ

रक्तदाब जितना नियंत्रण में रहे, उतना ही स्वास्थ्य के लिए गुणकारी है। इससे उच्च रक्तदाब से प्रेरित होनेवाले दुष्परिवर्तनों पर रोक लगी रहती है। सामुदायिक अध्ययनों में इस तथ्य की पुष्टि हुई है कि ऐसे व्यक्ति जिन्होंने समुचित उपचार लिया और अपना रक्तदाब कंट्रोल में रखा, उनमें प्रमस्तिष्क आघात (सेरिब्रल स्ट्रोक) की दर में 35-40 प्रतिशत, दिल का दौरा पड़ने की दर में 20-25 प्रतिशत और हार्ट फेलियर की दर में 50 प्रतिशत की संतोषजनक कटौती देखी गई। तात्पर्य यह कि सही इलाज से जीवन स्वस्थ और सुखी रहता है और उम्र बढ़ती है।

रक्तदाब पर नियंत्रण पाने के लिए मन-प्राण से संकल्प लेना जरूरी है। बहुत से लोग शुरू में तो ध्यान देते हैं, फिर धीरे-धीरे ढील छोड़ते जाते हैं। इससे इस हिंस्र जीव को शरीर में तबाही मचाने की खुली छूट मिल जाती है और रोग देखते ही देखते बिगड़ जाता है।

छँटता वजन, घटता दाब

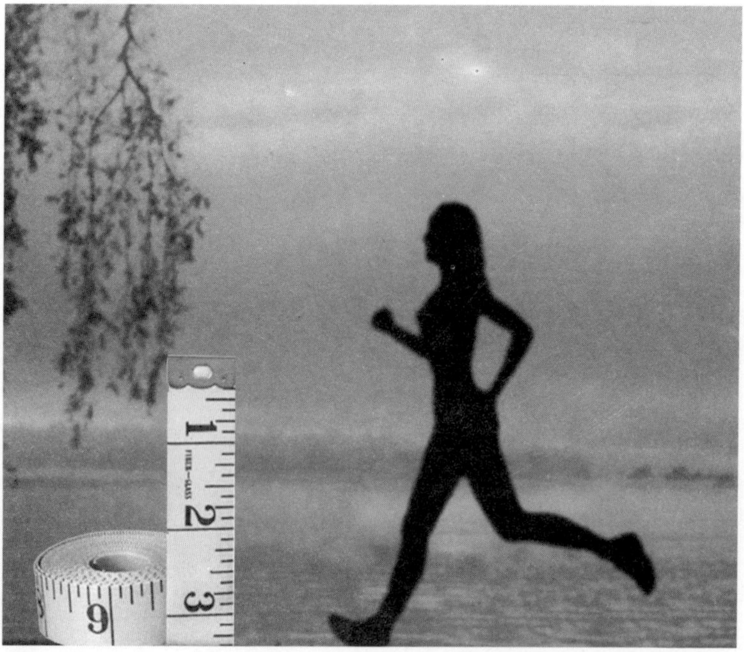

*अधिक वजन सेहत का बैरी है। वजन बढ़ने से दैहिक छवि तो बिगड़ती ही है, शरीर बीमारियों का घर भी बन जाता है। इसका बुरा असर रक्तदाब पर भी पड़ता है। हर किसी में तो नहीं, लेकिन बहुत से व्यक्तियों में वजन बढ़ने से रक्तदाब भी बढ़ जाता है। छूट बस इतनी है कि वजन घटा लें तो रक्तदाब फिर से स्वस्थ हो सकता है। हर **10** किलो वजन छँटने पर रक्तदाब में **5-20** मिलीमीटर मरक्यूरी का सुधार देखा जा सकता है। तो आइए लें संकल्प, और छेड़ दें मोटापे के विरुद्ध जंग! यह लड़ाई जीत पाना आसान नहीं है, लेकिन इरादा पाक हो तो मंजिल मिल ही जाती है।*

जीना ही मेरे लिए कला है, यही मेरा व्यवसाय है।

मिशेल ड मोन्टेन

ऑफ एक्सरसाइज ऑर प्रैक्टिस

जब तक कोई पक्का इरादा ही न कर ले, वजन से पिंड छुड़ाना आसान काम नहीं है। मोटापे से घिरे कम लोग यह सच मानने के लिए राजी होते हैं कि वजन अधिक खाने-पीने से ही बढ़ता है। 95 प्रतिशत लोगों में यह गणित बिल्कुल सीधा-सादा है! इसे मान लें तभी यह लड़ाई जीती जा सकती है।

शरीर पर चर्बी तभी चढ़ती है जब हम अपनी दैनिक खपत से अधिक कैलोरी लेते हैं। कमबख्त शरीर, हर दिन बची हुई कैलोरी को संचित करने से बाज नहीं आता! कुछ लोग दुखी होने के कारण भी मोटे हो जाते हैं। भीतर के असंतोष और मानसिक खिन्नता को मिटाने के लिए वे खूब खाते-पीते हैं और वजन बढ़ने पर एक और मानसिक संताप ले बैठते हैं। कुछ की समस्या आनुवंशिक भी होती है, कुछ की किसी रोग से प्रेरित। लेकिन इन मुट्ठी-भर लोगों की बात छोड़ दें तो समस्या हमारी जीवनशैली की ही है। यांत्रिकी हमारे जीवन पर इतनी हावी है कि शारीरिक श्रम के अवसर बिल्कुल गुम हो गए हैं। तिस पर रसोईघर और रेस्तराँ में उपलब्ध देशी-विदेशी मन लुभाने वाले व्यंजन! अपनी दिनचर्या पर निष्पक्ष भाव से विचार करके देखें, मसला अपने से साफ हो जाएगा!

परिणाम सबके सामने है। उन्नत देशों के समान भारत में भी मोटापा रोग का रूप ले चुका है और दिनोंदिन बढ़ रहा है। इसके दुष्प्रभाव भी प्रत्यक्ष दिख रहे हैं। उच्च रक्त-दाब, डायबिटीज और कोरोनरी हृदय रोग से घिरे लोगों की संख्या तेजी से बढ़ रही है।

वजन की सामान्य सीमाएँ

किसी भी व्यक्ति के लिए स्वस्थ वजन क्या है? इसके अपने पैमाने हैं, लेकिन उनसे विचलित नहीं होना चाहिए। उस आदर्श वजन की प्राप्ति इतनी कठिन मालूम हो कि हम वजन सुधारने के प्रयत्न से ही हट जाएँ, तो इसका भला क्या लाभ! लक्ष्य उतना ही होना चाहिए कि हम उसे प्राप्त कर सकें। टेलीविजन, सिनेमा और पत्र-पत्रिकाओं में दिखने वाले नपे-तुले बदन के मॉडल प्रेरक तो हो सकते हैं, लेकिन मायूसी का कारण नहीं।

अपने स्वस्थ वजन की सीमा जानना ही चाहें तो अपना बेजल मेटाबॉलिक इंडेक्स देख लें। एक दूसरी आसान विधि भी है, अपनी कमर नाप लें, स्पष्ट हो जाएगा कि उसे कितना कम करना है।

बेजल मेटाबॉलिक इंडेक्स

स्वस्थ वजन सीमा जानने के लिए बेजल मेटाबॉलिक इंडेक्स (बी.एम.आई.) देखना सबसे अच्छा है। यह पुरुषों और स्त्रियों दोनों पर लागू होता है और यहाँ दिए गए चार्ट से यह आसानी से निकाला जा सकता है। पहले अपनी लंबाई के अनुसार सही कॉलम पर अँगुली रख लें और उसके बाद देखें कि आपका वजन किस श्रेणी में फिट बैठता है।

बी.एम.आई. 19 से 24 के बीच है, तो यह स्वस्थ सीमा में है। यह 25 से 29 के बीच हो तो इसके मायने हैं कि वजन समस्या बन चुका है और उसे संयम में लाने का प्रयत्न करना होगा। यह 29 का आँकड़ा पार कर ले तो समझ लें कि मोटा कहलाने के दिन आ गए, अब वजन घटाना ही होगा।

रक्तदाब की दृष्टि से 26 तक का आँकड़ा चल सकता है। बी.एम.आई. के 27 होने के बाद वजन जितना बढ़ता है, रक्तदाब बढ़ने का जोखिम उतना ही बढ़ता जाता है।

बेजल मेटाबॉलिक इंडेक्स

	स्वस्थ सीमा		सामान्य से अधिक वजन					मोटापा				
बीएमआई	*19*	*24*	*25*	*26*	*27*	*28*	*29*	*30*	*35*	*40*	*45*	*50*
लंबाई			*वजन (किलोग्राम में)*									
4'10"	41	52	54	56	59	61	63	65	75	87	98	108
4'10"	43	54	56	58	60	63	65	67	79	90	101	112
5'0"	44	56	58	60	63	65	67	70	81	93	105	116
5'1"	45	58	60	62	65	67	70	72	84	96	108	120
5'2"	47	60	62	65	67	70	72	75	87	99	112	123
5'3"	49	62	64	66	69	72	74	77	90	102	115	128
5'4"	50	64	66	69	71	74	77	79	93	105	119	132
5'5"	52	65	68	71	74	76	79	82	95	109	123	136
5'6"	54	67	70	73	76	79	81	85	98	112	126	140
5'7"	55	70	72	75	78	81	84	87	101	116	130	145
5'8"	57	72	75	78	80	84	86	90	105	119	134	149
5'9"	58	74	77	80	83	86	89	92	107	123	138	154
5'10"	60	76	79	82	85	89	92	95	110	126	142	158
5'11"	62	78	81	85	88	91	95	98	114	130	146	163
6'0"	64	80	84	87	90	94	97	100	117	134	150	167
6'1"	65	81	86	90	93	96	100	103	120	137	155	172
6'2"	67	85	88	92	95	99	102	106	124	141	159	177
6'3"	69	87	91	95	98	102	105	109	127	145	163	181
6'4"	71	90	93	97	100	105	108	111	130	149	168	186

इंचीटेप घुमाइए

बी.एम.आई. निकालने के पचड़े में न पड़ना चाहें, तो दूसरा आसान उपाय इंचीटेप लेकर कमर नापना है। जहाँ कूल्हे की दोनों हड्डियों का ऊपरी सिरा मिले, उसके चारों ओर इंचीटेप घुमा दें। स्त्री में 34 इंच और पुरुष में 39 इंच से अधिक कमर होने के मायने हैं कि अब खतरे की घंटी बज चुकी है। यह चर्बी रक्तदाब बढ़ा सकती है, और डायबिटीज और कोरोनरी हृदय रोग के लिए दोषी हो सकती है।

वजन कैसे घटाएँ

मोटापा कम करानेवाले हेल्थ फिटनेस सेंटर के लोग कुछ भी कहें, वजन घटाने के लिए कोई शार्ट-कट नहीं है। यह मंजिल तय करने के लिए कैलोरी में कटौती करनी होगी और शारीरिक मेहनत बढ़ानी होगी। यह निश्चय कर लें, तभी आगे का रास्ता तय करें। मंजिल लंबी है, बीच में मन मचले, यार-दोस्त कहें कि यह जिद्द कैसी, तब भी संकल्प पर डटे रहें। जरा ढील छोड़ने से बनी-बनाई बात बिगड़ते देर नहीं लगेगी, और सारी मेहनत हवा हो जाएगी।

लक्ष्य ऐसा ही रखें कि उसे पा सकें। हर हफ्ते आधा किलो वजन भी छँट सके तो बढ़िया है! आपने कछुए और खरगोश की कहानी तो सुनी ही होगी। लक्ष्य की ओर बढ़ते रहेंगे तो मंजिल बहुत दूर नहीं।

कैलोरी पर कटौती करने के लिए चाहें तो यह फार्मूला लगा लें। कुल दैनिक कैलोरी निकालने के लिए वजन को 25 या 30 से गुना करने के बजाय 22 से गुना करें। इतनी ही कैलोरी हर दिन लेंगे तो हफ्ते में आधा किलो वजन कम हो सकता है।

कुछ सरल नुस्खे

इस गणित में न पड़ना चाहें, तो कुछ सरल नुस्खे गाँठ बाँध लें। पहला यह कि उन चीजों को त्याग दें जिनमें बहुत अधिक कैलोरी होती हैं। दूसरा यह कि अनावश्यक कैलोरी लेने से बचें। तीसरा कि अल्पाहार का मन करे तो अपने को रोकें नहीं, सिर्फ जिह्वा का स्वाद बदल लें। इन छोटी-छोटी बातों पर ध्यान देने से ही बात बन जाएगी, आजमाकर देखिए :

तली हुई चीजें छोड़ दें। समोसे, पकौड़े, पूरी-कचौड़ी, पराँठा, छोले-भटूरे, पापड़ी, मठरी, दालमोठ और भुजिया जैसी चीजें जीभ को कितनी ही भाएँ, इनमें बहुत कैलोरी हैं, इसलिए इन्हें छोड़ने में ही भलाई है।

जंक फूड से तौबा कर लें। सचमुच पीट्ज़ा, हैमबर्गर, ट्रिपल सेंडविच, आलू की टिक्की और फ्रैंच फ्राइज तौबा करने के लायक ही हैं, इनमें कैलोरी भी खूब हैं और वसा भी।

मीठे से नजर चुराएँ। मिठाई, मुरब्बा, मीठे अचार, केक, बिस्कुट, पेस्ट्रीज और

आइसक्रीम देखकर मुँह में स्वतः पानी आ जाता है, अतः इनसे नजरें चुरा लेने में ही सुख है।

चटनी, सॉस, जैम और मक्खन किनारे कर दें। जिन चीजों में हम कैलोरी के बाबत सोचते तक नहीं, उनमें भी कैलोरी की भरमार होती है। शुरू में इसमें मुश्किल होगी, लेकिन नियम बना लेंगे तो अपने से ही हाथ बढ़ना रुक जाएगा।

दूध में चॉकलेट, बॉर्नविटा, हार्लिक्स डालना बंद कर दें। दूध में ऊपर से डाले जानेवाली ये सभी चीजें उसके कैलोरी गणित को बिगाड़ देती हैं।

कोल्ड ड्रिंक किसी काम के नहीं! सभी कार्बोनेटिड ड्रिंक, स्क्वाश, शर्बत अनावश्यक कैलोरी का स्रोत हैं। इन्हें पीने से प्यास नहीं बुझती, इसके लिए पानी ही सबसे अच्छा है।

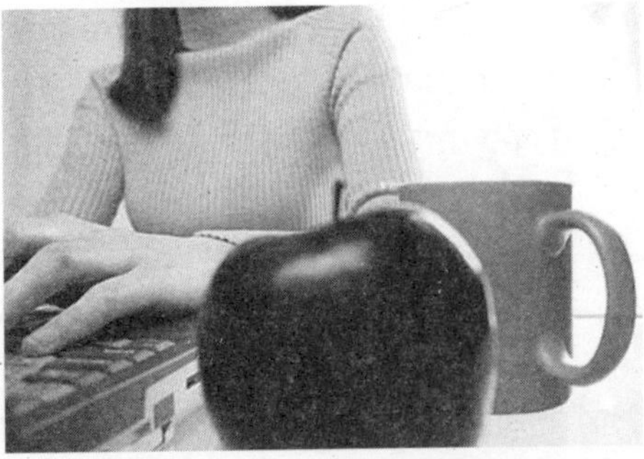

फल और सलाद से अल्पाहार। जब-जब अल्पाहार की इच्छा जागे, फल तथा कच्ची शाक-सब्जियों का आनंद उठाएँ। सलाद, खीरा, ककड़ी, गाजर, मूली, टमाटर, प्याज, लेटयूस, पत्तागोभी और फलों में स्वास्थ्यकारी पौष्टिक तत्त्व भी मिलते हैं और उन्हें खाने से कैलोरी गणित भी नहीं बिगड़ता।

पाक-कला की नई विधियाँ आजमाएँ। व्यंजनों को तलना बंद कर दें। अधिकतर चीजें उबालने, सेंकने या बिना तेल डाले भूनने पर भी उतनी ही स्वादिष्ट बनती हैं।

कम खाने के नियम

कैलोरी गणित में सुधार लाने के लिए खाना भी थोड़ा कम कर दें तो स्वास्थ्यकारी होगा। यह लक्ष्य पूरा करने के लिए इन सरल नियमों को आजमाकर देखें :

♥ खाएँ तभी जब भूख लगे। कोई और काम करते हुए चम्मच या मुँह न चलाएँ। कुछ भी खाएँ-पीएँ, तो उसका पूरा आनंद लें।

♥ प्लेट भरें नहीं। भोजन परसते हुए थोड़ी-थोड़ी चीज लें। थाली भरकर खाने की आदत है तो उसे छोड़ दें।

♥ भोजन करते हुए कभी जल्दबाजी न करें। आराम से धीरे-धीरे रस लेकर खाएँ। बड़े-बड़े कौर डालना और मुँह भरकर खाना न तो शिष्टाचार है, न ही स्वास्थ्यकारी।

♥ पेट भरकर खाना ठीक नहीं। सच तो यह है कि पेट भर भी जाए तब भी इसका पता हमें बीस मिनट बाद ही चलता है। आमाशय से मस्तिष्क तक यह हिसाब पहुँचने में इतना समय लग जाता है।

♥ कोई भी चीज उठाने से पहले अपने से एक बार यह पूछ लें कि क्या उसे खाना मोटापे की तुलना में बेहतर है। फैसला आसान हो जाएगा।

यह संयम किसलिए

मन पर इतना संयम! यह तो कैद के समान है। मन में यह सोच आए और उससे जीत न पाएँ तो अब भी वक्त है, जीत वजन की ही होने दीजिए। यह संयम-अनुशासन उन लोगों के लिए ही है जो अपनी खैरियत चाहते हैं। जीवन के प्रति जिन्हें लगाव है। जीने की जिन्हें इच्छा है। निर्णय आपके हाथ में है।

व्यायाम और मोटापा

घर के बड़े-बूढ़े प्रायः डाइटिंग का विरोध करते हैं। उनकी सलाह व्यायाम पर जोर देने की होती है। लेकिन यह नेक सलाह तभी कामयाब हो सकती है जब हम शुरू से वजन पर नजर रखें। मोटापे से छुटकारा पाने में व्यायाम का योगदान सीमित ही है। आहार कम करने के साथ व्यायाम करें तो बहुत बढ़िया है, वरना गणित थोड़ा टेढ़ा है। मात्र एक किलो वजन घटाने के लिए 80 किलोमीटर की पदयात्रा करनी होगी, या बारह घंटे तैरना पड़ेगा!

यह नहीं कि व्यायाम न करें। उसके कई लाभ हैं। कैलोरी खर्च होने के साथ-साथ शरीर फुर्तीला बनता है, वजन घटने पर त्वचा और पेशियाँ ढलकती नहीं। पर वजन अधिक होने पर व्यायाम सोच-समझ कर ही चुनना ठीक है। तैरना सबसे अच्छा है, इसमें जोड़ों पर जोर नहीं पड़ता। दूसरा उपाय चुस्त गति से सैर करना है। जॉगिंग, दंड-बैठक और वजन उठाना वर्जित है। इनसे शरीर के बड़े जोड़ खराब होने का डर होता है, दिल और फेफड़ों पर भी बोझ पड़ता है।

मन के जीते जीत है

वजन घटाने की लड़ाई लंबी चलती है। पहले ढाई-तीन किलो घटाना सबसे आसान होता है। इसमें 500 ग्राम ग्लाइकोजन और बाकी सारा पानी होता है। इसके बाद की यात्रा कठिन होती है। मंजिल जितनी पास आती जाती है, मुश्किल उतनी ही बढ़ती जाती है। लेकिन मन में जीत का संकल्प हो, तो सफलता मिलती ही है।

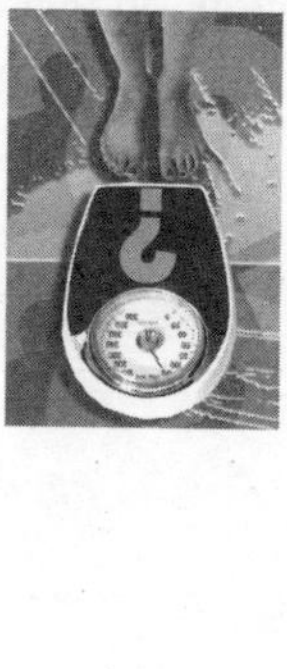

सक्रिय रहें, निरोग रहें

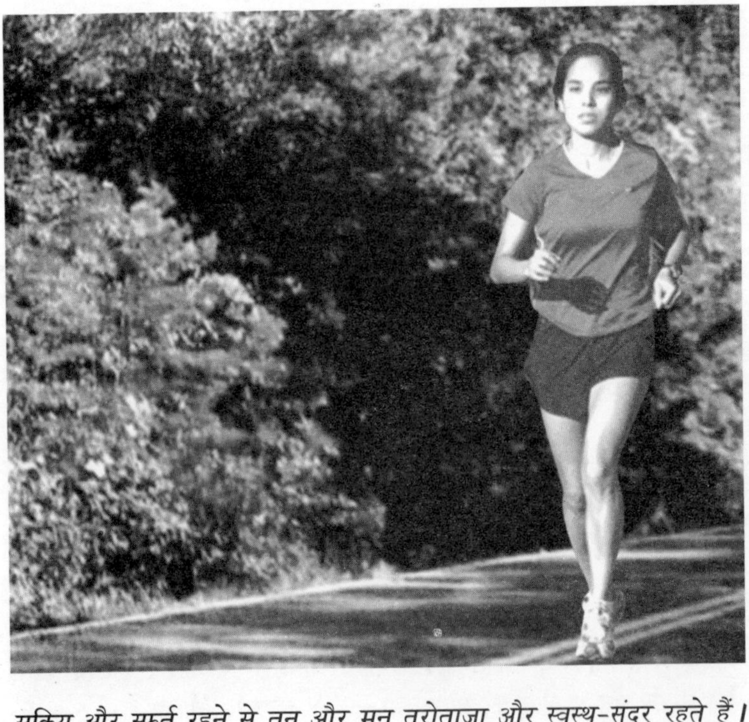

सक्रिय और स्फूर्त रहने से तन और मन तरोताजा और स्वस्थ-सुंदर रहते हैं। शरीर के भीतर चल रही अनेक जैविक क्रियाओं पर भी इसका अनुकूल प्रभाव पड़ता है। हर दिन 30 मिनट व्यायाम, योगासन या खेलकूद को देने से रक्तदाब चार से नौ अंक कम हो जाता है। जरूरत सिर्फ मन में संकल्प लेने और इस प्रेरणा को छह माह तक जीवित रखने की है। इसके बाद शरीर इसके जादू का इतना आदी हो जाता है कि व्यायाम के बिना दिन अधूरा लगने लगता है। लेकिन जूतों के तस्मे बाँधने से पहले यह जरूर देख लें कि आपका स्वास्थ्य किस प्रकार के व्यायाम और योगासन करने की अनुमति देता है।

हमारे भौतिक शरीर की अपनी एक मनीषा है, जो हम उस शरीर को धारण करनेवालों में अनुपस्थित है। हम उसे ऐसे आदेश देते हैं जिनके कोई मायने नहीं होते।

हैनरी मिलर
पैराडाइस लोस्ट

सक्रिय और स्फूर्त शरीर स्वस्थ जीवन का अनुप्रेरक है। जीवन में यह मूल मंत्र पिरो लेने से हम असीम ऊर्जा से भर जाते हैं, काया निरोगी रहती है, मन को सुकून मिलता है। क्रियाशील होने से हृदय, फेफड़ों और रक्त संचार प्रणाली की कार्यक्षमता भी बढ़ती है, और रक्तदाब पर भी अनुकूल प्रभाव पड़ता है। शारीरिक सक्रियता पर बल देने से रक्तदाब 4-9 mm Hg कम किया जा सकता है। इस घटत का हर किसी को लाभ मिलता है। स्वस्थ हैं तो उच्च रक्तदाब के रोगी बनने से बच सकते हैं, रक्तदाब थोड़ा ही बढ़ा है तो उसे संयम में ला सकते हैं, दवा लेते हैं तो उस पर अपनी निर्भरता घटा सकते हैं। यह स्वास्थ्य मंत्र हर किसी के जीवन में सुख का इंद्रधनुष शोभायमान कर देता है।

जरूरत सिर्फ यह मानस बनाने की है कि शारीरिक निष्क्रियता को त्यागकर जीवन को भरपूर रूप से जीना है। उत्सव की तरह! यह दैहिक सक्रियता किसी भी रूप में हो सकती है। बागबानी, फूल-पौधों की निराई-गोड़ाई, घर की साफ-सफाई, एक-दो मील चलकर बाजार से दूध-सब्जी लाना, एरोबिक्स, नृत्य, सैर, जॉगिंग, साइकिलिंग, तैराकी, गोल्फ, या कोई भी ऐसा खेल जैसे बेडमिंटन, टेनिस जिसकी स्वास्थ्य अनुमति दे।

शारीरिक सक्रियता की योजना बनाने से पहले अपने स्वास्थ्य की जाँच अवश्य करा लें। शरीर बिल्कुल स्वस्थ है और उम्र 40 से कम, तब चाहें तो ढील बरत सकते हैं, वरना यह छोटी सी सावधानी बेहद जरूरी है। कुछ परिस्थितियों में तो यह सलाह बिल्कुल पत्थर की लकीर जैसी है। अगर आपका रक्तदाब 160/100 mm Hg से अधिक है, उम्र 40 पार कर चुकी है, आपको हृदय रोग, श्वासरोग, गठिया या डायबिटीज है, परिवार में किसी को पहले कम उम्र में हृदय रोग हुआ है, या आप कभी सीने में दर्द, साँस फूलने या चक्कर आने से परेशान हुए हैं तो डॉक्टर से जाँच कराने के बाद ही यह तय करें कि आपके लिए किस प्रकार की शारीरिक सक्रियता उचित रहेगी।

किस किस्म की शारीरिक सक्रियता

स्वास्थ्य अनुमति दे, तो कोई भी काम, खेल, या व्यायाम चुन सकते हैं। लेकिन उसका लाभ तभी मिलता है जब उसमें थोड़ी-बहुत मेहनत-मशक्कत हो। उचित यही

होगा कि कोई भी ऐरोबिक क्रिया चुन लें। उसे करने से शरीर की ऑक्सीजन की खपत बढ़ती है, और श्वास-गति और हृदय-गति बढ़ने से उसकी पूर्ति हो जाती है। चुस्त गति से चलना, योगासन, ऐरोबिक डांसिंग, साइकिलिंग, ट्रेडमिल पर चलना, स्टेशनरी साइकिल चलाना, तैरना, हल्की दौड़ लगाना, गोल्फ, बेडमिंटन या टेबल टेनिस खेलना सभी ऐरोबिक क्रियाएँ हैं।

कौन-सी क्रिया उचित होगी, यह फैसला अपने शारीरिक स्वास्थ्य को देखकर ही लें। हृदय, श्वास, जोड़, धमनियों, नेत्र या किसी अंग का स्वास्थ्य ठीक न हो तो उनके साथ अति न करें। यह सोच कि व्यायाम या योगासन से भला क्या हानि हो सकती है, गलत है। कुछ आसन जैसे सर्वांगासन, हलासन, उत्तानपादासन, मयूरासन रक्तदाब बढ़े होने पर स्वास्थ्य की दृष्टि से उपयुक्त नहीं होते।

हर शारीरिक क्रिया अनेक प्रकार से लाभदायक होती है, उससे वजन संतुलित करने में भी मदद मिलती है। प्रत्येक क्रिया को करने में अलग-अलग कैलोरी खर्च होती हैं।

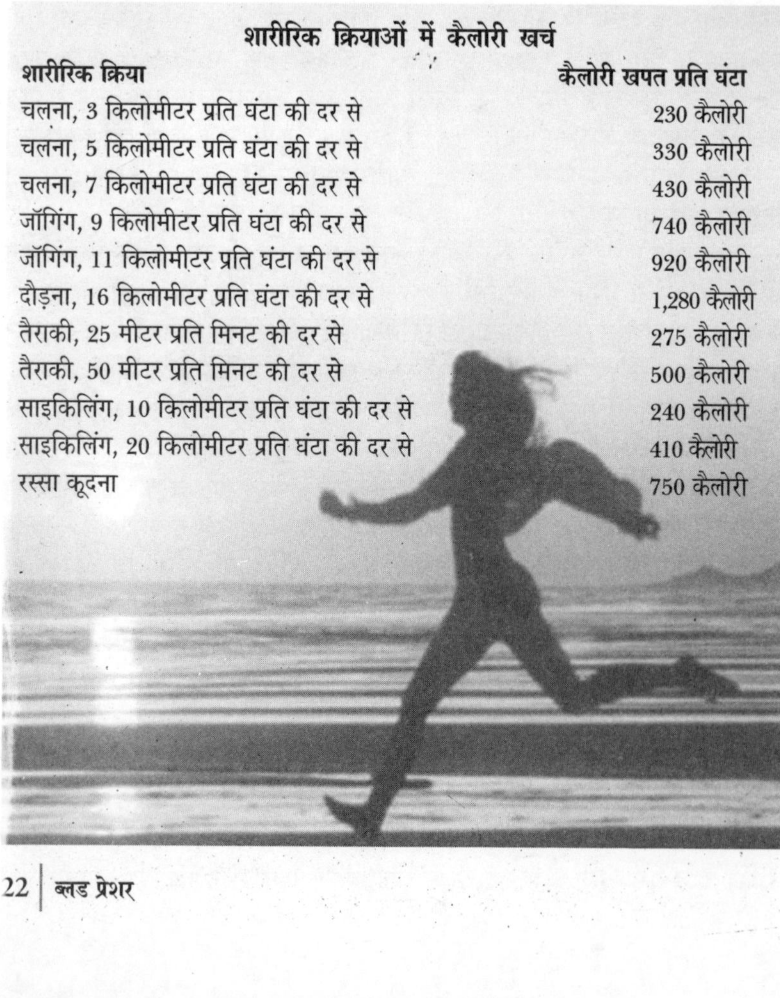

शारीरिक क्रियाओं में कैलोरी खर्च

शारीरिक क्रिया	कैलोरी खपत प्रति घंटा
चलना, 3 किलोमीटर प्रति घंटा की दर से	230 कैलोरी
चलना, 5 किलोमीटर प्रति घंटा की दर से	330 कैलोरी
चलना, 7 किलोमीटर प्रति घंटा की दर से	430 कैलोरी
जॉगिंग, 9 किलोमीटर प्रति घंटा की दर से	740 कैलोरी
जॉगिंग, 11 किलोमीटर प्रति घंटा की दर से	920 कैलोरी
दौड़ना, 16 किलोमीटर प्रति घंटा की दर से	1,280 कैलोरी
तैराकी, 25 मीटर प्रति मिनट की दर से	275 कैलोरी
तैराकी, 50 मीटर प्रति मिनट की दर से	500 कैलोरी
साइकिलिंग, 10 किलोमीटर प्रति घंटा की दर से	240 कैलोरी
साइकिलिंग, 20 किलोमीटर प्रति घंटा की दर से	410 कैलोरी
रस्सा कूदना	750 कैलोरी

कैसे निकालें अपना कैलोरी खर्च

कैलोरी खर्च की पूर्व पृष्ठ पर दी गई तालिका 60 किलो वजन के व्यक्ति को ध्यान में रखते हुए बनाई गई है। आपका वजन 60 किलो से कम हो तो यह कैलोरी खर्च कम होगा, और अधिक है तो कैलोरी खर्च बढ़ जाएगा। आप चाहें तो अपने वजन के हिसाब से सही कैलोरी खर्च जोड़ सकते हैं। पहले अपना वजन लें, उसे 60 से भाग दें, और जो अंक आए उसे यहाँ दिए हुए कैलोरी खर्च से गुना कर दें! जैसे, आपका वजन अगर 90 किलो है, तो यह अंक 1.5 होगा। अब यदि आप पाँच किलोमीटर प्रति घंटा की दर से एक घंटा चलें तो आपका कैलोरी खर्च 330 × 1.5 = 495 कैलोरी होगा।

कितना व्यायाम करें

व्यायाम के लिए हर दिन 30 मिनट अवश्य निकालें। इसमें इतना शारीरिक श्रम अवश्य हो कि 150 कैलोरी खर्च हो जाएँ। जिस दिन आधा घंटा न निकल पाए, उस दिन जब समय मिले यह लक्ष्य पूरा कर लें। बस से थोड़ा पहले उतरकर दफ्तर तक चलकर चले जाएँ। लिफ्ट लेने की बजाय सीढ़ियाँ चढ़ें। बीच में जब समय मिले 10 मिनट के लिए घूम आएँ। अपने कार्यक्रम में यथासंभव विविधता भी लाते रहें जिससे कि एकरसता न आए और मानसिक प्रेरणा बनी रहे।

जब घूमने जाएँ कोई साथी बना लें। अगर परिवारजनों को प्रेरित कर सकें तो सबसे अच्छा है। कुछ और नहीं तो जेब में वॉकमैन रख कानों पर इयरफोन लगा संगीत का आनंद लें। हर दिन एक ही पार्क में जाने के बजाय अपना गंतव्य भी बदलते रहें।

नब्ज से नापें व्यायाम की गहनता

व्यायाम की गहनता इतनी अवश्य होनी चाहिए कि आपके दिल की धड़कन अपेक्षित अधिकतम सीमा (मेक्सीमम हार्ट रेट यानी एम.एच.आर.) के 55 से 70 प्रतिशत अंश के बीच पहुँच जाए।

एम.एच.आर. कैसे जानें

एम.एच.आर. निकालना आसान है। इसका फार्मूला यह है–

एम.एच.आर. = 220–व्यक्ति की उम्र (वर्षों में)।

मसलन, एक 40 वर्षीय व्यक्ति का एम.एच.आर. होगा

एम.एच.आर. = 220-40 = 180

इसका 55 प्रतिशत है : 180 × 55 = 99

और 70 प्रतिशत है : 180 × 70 = 126

मायने कि यह व्यक्ति इतना व्यायाम करे कि उसके दिल की धड़कन बढ़कर 99-126 धड़कन प्रति मिनट पर चली जाए। यह गति कलाई पर नब्ज गिनकर जानी जा सकती है।

बदन गरमाने की क्रियाएँ

कोई भी शारीरिक क्रिया या व्यायाम करने से पहले बदन को खोलने और गरमाने वाली क्रियाएँ करें। 10-15 मिनट में ही शरीर में फुर्ती आ जाएगी।

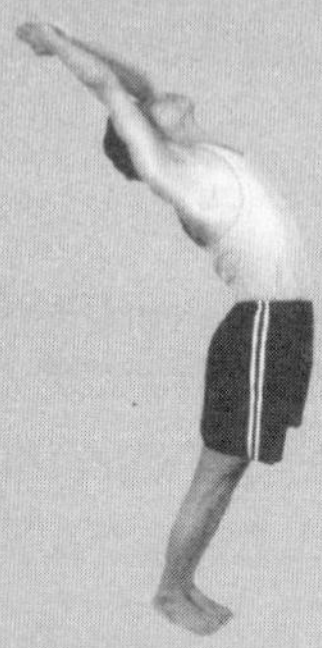

पहली क्रिया : सीधे खड़े हो जाएँ। दोनों पैर इतना खोल लें कि उनके बीच एक फुट का अंतर रहे। अब दोनों बाँहें सीधी ऊपर उठा लें। पाँच तक गिनें। बाँहें नीचे ले आएँ। यह क्रिया तीन बार दोहराएँ।

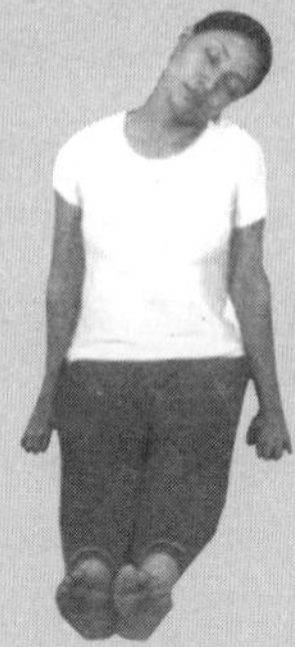

दूसरी क्रिया : ठोड़ी छाती की तरफ ले जाएँ। अब सिर धीरे-धीरे बाईं ओर घुमाएँ। फिर दाहिनी ओर। दोनों तरफ सिर बारी-बारी घुमाते हुए यह क्रिया तीन बार दोहराएँ।

तीसरी क्रिया : सीधे खड़े हो जाएँ। दोनों पैरों को खोल लें। अब नीचे की ओर झुकें। घुटनों पर टाँगों को हल्का-सा ही मोड़ें, अधिक नहीं। कमर जितनी अधिक झुका सकें, उसे उतना ही स्ट्रेच करें। अभ्यास करने से धीरे-धीरे यह स्थिति आ जाएगी कि हाथ की उँगलियाँ जमीन को छूने लगें। पाँच तक गिनें और वापस सीधा हो जाएँ। यह क्रिया तीन बार दोहराएँ। रीढ़ का रोग हो, तो यह क्रिया न करें।

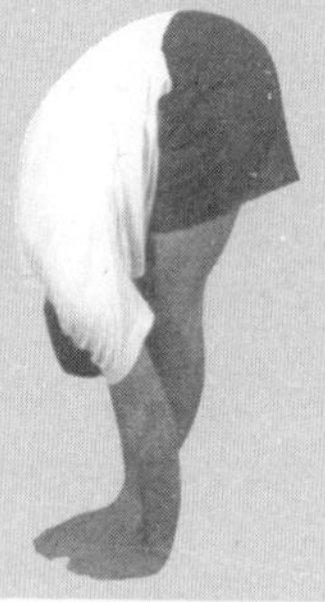

हड़बड़ी में न रहें

जब व्यायाम के लिए पहले-पहल योजना बनाएँ, तो शुरुआत धीमे-धीमे करें। ऐसा न हो कि पहले-दूसरे दिन ही उत्साह ठंडा हो जाए! पहले सप्ताह प्रतिदिन 15 मिनट ही काफी हैं, इसके अगले सप्ताह पाँच मिनट बढ़ा दें। तीसरे सप्ताह पाँच मिनट फिर बढ़ाएँ, इस प्रकार धीरे-धीरे समय बढ़ाते हुए 30 मिनट के पूर्व नियोजित लक्ष्य पर पहुँचें।

व्यायाम के बाद विश्राम

व्यायाम से लौटने के बाद पाँच मिनट शरीर को सुस्ताने के लिए भी दें। शरीर तरोताजा हो जाएगा। पाँच मिनट के लिए शवासन कर लें, ध्यान लगा लें, संगीत में डूब जाएँ, व्यायाम का सुख दुगुना हो जाएगा।

नियमित व्यायाम कितना गुणकारी

नियमित व्यायाम तन-मन के लिए अनेक प्रकार से फलदायक है। इससे हमारी रक्त संचरण प्रणाली, हड्डियों, पेशियों, जोड़ों, हार्मोनल प्रणाली, जैव-रासायनिकी, रोग प्रतिरोधक क्षमता, मानसिक कुशाग्रता सभी पर अनुकूल प्रभाव पड़ता है, और जीवन का सुख दुगुना-चौगुना हो जाता है।

नियमित व्यायाम के लाभ

- ♥ वजन में कमी
- ♥ नुकसानदेह एल.डी.एल. कोलेस्टेरॉल की घटोतरी
- ♥ ट्राइग्लीसराइड की घटोतरी
- ♥ स्वास्थ्यकारी एच.डी.एल. कोलेस्टेरॉल की बढ़ोतरी
- ♥ रक्त शुगर में घटोतरी
- ♥ हृदय और फेफड़ों की कामकाजी ताकत में वृद्धि
- ♥ रक्त संचार में सुधार
- ♥ रक्तदाब पर बेहतर नियंत्रण
- ♥ मानसिक तनाव से राहत
- ♥ हड्डियों की बेहतर मजबूती
- ♥ पेशियों और जोड़ों की ताकत में बढ़ोतरी

तो हैं न आप अपने जॉगिंग शूज पहनने के लिए तैयार !

खानपान, नमक और रक्तदाब

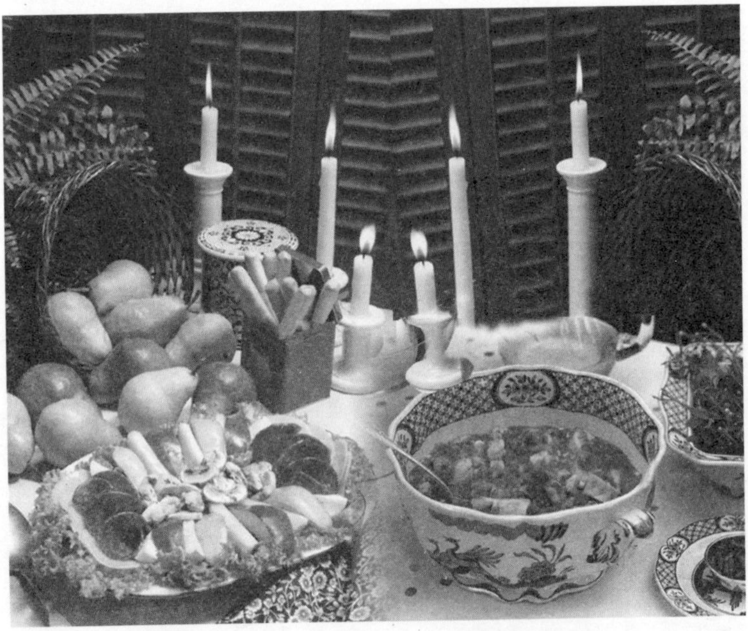

जीवन में स्वादिष्ट स्वस्थ संतुलित भोजन का महत्व भला किस से छिपा है! रक्तदाब के बढ़ने पर यह शाश्वत सत्य और भी खिलकर सामने आ जाता है। आहार और रक्तदाब के संबंध को प्रत्यक्ष स्थापित कर आधुनिक विज्ञान ने यह सिद्ध कर दिया है कि फल, शाक-सब्जियाँ, अन्न, दालें प्राकृतिक आहार जितना अधिक लें, रक्तदाब के लिए उतना ही स्वास्थ्यप्रद है। भोजन में सुधार लाने से रक्तदाब *8-14 mm Hg* घट सकता है। तिस पर नमक में भी कटौती कर दें तो सोने पर सुहागा! अटकलें ये भी हैं कि कुछ लघु पौष्टिक तत्त्व, यथा पोटेसियम, कैल्सियम और मैगनीसियम भी रक्तदाब नियमन में महत्वपूर्ण हैं। मदिरा एक सीमा के बाद हानिकारक है, उसे लेने से रक्तदाब बढ़ता है।

भोजन का आदमी के ऊपर बहुत गहरा असर पड़ता है। मदिरा का असर तुरंत दिखता है, भोजन का थोड़ा धीमे-धीमे, लेकिन होता जरूर है। कौन जाने कि किसी के स्वादिष्ट सूप बनाने से ही शायद न्यूमेटिक पंप का आविष्कार हुआ हो और किसी के खराब सूप बनाने से कहीं महायुद्ध की शुरुआत?

जॉर्ज क्रिस्टोफ लिचटेनबर्ग

सूक्तियाँ

प्रकृति के जितने समीप जाएँ, हमें उतना ही सुख मिलता है। यह निर्मल सत्य जीवन के हर पक्ष में प्रतिध्वनित होता है। सघन अध्ययनों से अब आधुनिक विज्ञान ने यह साबित कर दिया है कि हम जितना प्राकृतिक आहार लें, हमारे रक्तदाब के लिए यह उतना ही लाभकारी है। जीवन के आरंभ से ही हम इस स्वस्थ राह पर चलें, तो रक्तदाब स्वस्थ बने रहने की उम्मीद बढ़ जाती है। लेकिन रक्तदाब बढ़ने पर भी यदि यह सुधार ले आएँ, तो यह हमारे लिए फायदेमंद है। इसमें इतने गुण हैं कि यह रक्तदाब में 8-14 mm Hg की कमी ले आए। इतना लाभ दे कि इसी से दवा की पूर्ति हो जाए!

मजे की बात यह है कि यह लाभ पाने के लिए मन मारने की बहुत जरूरत नहीं है। हाँ, तरह-तरह के संसाधित (प्रोसेस्ड) भोजनों का भोग लगाने की बजाय बस इतना सुधार ले आएँ कि भोजन में प्राकृतिक तत्त्व जीवित रहें, उससे बिछुड़े नहीं। बाजारी डिब्बाबंद भोजन कितना ही सुविधाजनक हो, फास्ट फूड ज्वाइंट कितना ही डिस्काउंट दें, यह समझ लें कि यह छूट स्वास्थ्य की बलि देकर चुकानी होगी। निर्णय लेना, आपके हाथ में है!

आदर्श आहार की खोज

सच तो यह है कि यह खोज सन् 1997 से ही जारी है कि रक्तदाब को घटाने के लिए आदर्श भोजन क्या हो। इस शोध को अध्ययनकर्त्ताओं ने एक डेशिंग से नाम भी दिया है–*डेश,* जिसे खोल कर पढ़ें तो बनता है *डाइटरी अप्रोचिस टू स्टॉप हाइपरटेंशन*! इस सिद्धांत के आधार पर हुई खोजों से प्रेरणा लेकर ही उच्च रक्तदाब में उपयोगी आहार की समुचित रूप-रेखा खींची गई है, जो इस प्रकार है :

♥ फल, शाक-सब्जियाँ और अन्न प्रचुर मात्रा में लें।

♥ दूध और दुग्ध उत्पाद नियमित लें; किंतु क्रीमयुक्त नहीं, वसारहित (सप्रेटा)।

♥ दालें, सोयाबीन, मटर, चना, राजमा, मूँगफली, बादाम समुचित मात्रा में लें। अंडा, मांस, मुर्गा, मछली सीमित मात्रा में लें।

♥ खाना बनाने के लिए असंतृप्त वसीय वनस्पति तेल सीमित मात्रा में प्रयोग करें।

♥ घी-मक्खन, मलाई, मिठाई का कम से कम सेवन करें।

♥ भोजन अधिक से अधिक प्राकृतिक रूप में लें। संसाधित खाद्य पदार्थों में सोडियम की मात्रा अधिक होती है, तथा उन गुणकारी तत्त्वों की मात्रा घट जाती है जिनका रक्तदाब पर अनुकूल प्रभाव पड़ता है।

इस आदर्श आहार के पौष्टिक गुणों का विश्लेषण करें तो यह स्पष्ट हो जाता है कि इस आहार में जहाँ उन खाद्य पदार्थों को लेने की छूट है जिनमें प्राकृतिक रेशे, प्रोटीन, पोटेसियम, कैल्सियम और मैगनीसियम प्रचुर मात्रा में हैं, वहीं उन भोज्य पदार्थों पर अंकुश है जिनमें चर्बी, संतृप्त वसा और कोलेस्टेरॉल अधिक होता है। प्रोटीन के लिए भी वनस्पति स्रोतों जैसे दालों, सोयाबीन, मटर, चना, राजमा, इत्यादि को आदर्श माना गया है। गोश्त, मुर्गा, अंडा, मछली सीमित मात्रा में ही लेने की अनुमति है।

क्या खाएँ कितना खाएँ

आहार-विज्ञानियों ने उच्च रक्तदाब के रोगियों के लिए *डेश डाइट* के विशिष्ट भोजन पिरामिड की भी रचना की है।

आपकी सुविधा के लिए यहाँ 1600 कैलोरी और 2000 कैलोरी के भोजन पिरामिड प्रस्तुत हैं। इन्हें देखकर आप अपनी दैनिक कैलोरी आवश्यकता के अनुसार डाइटिशियन की मदद से अनिवार्य काट-छाँट कर नित्य आहार की समस्त रूपरेखा तैयार कर सकते हैं।

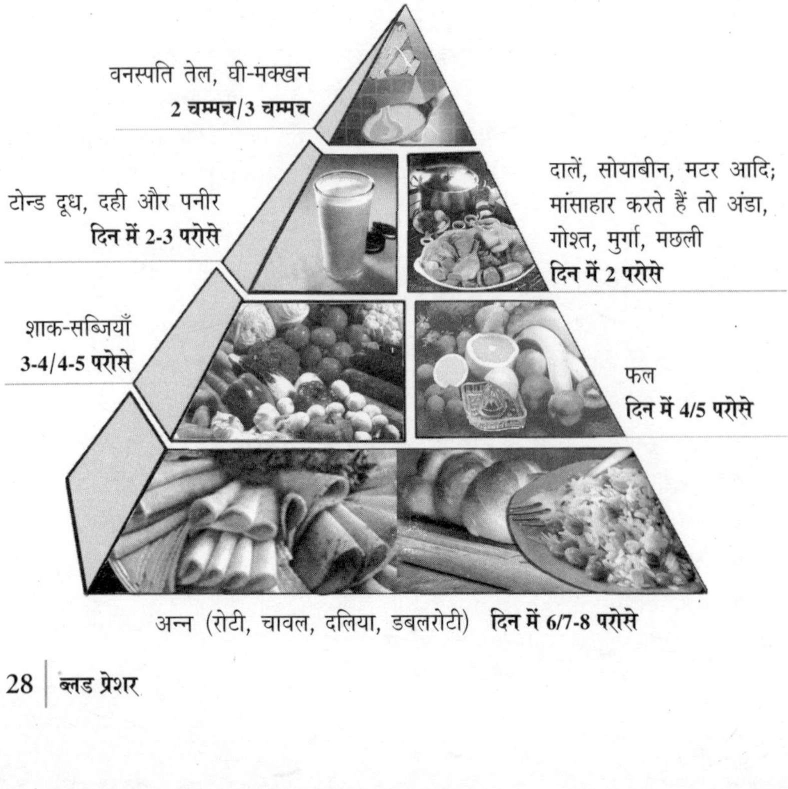

डेश डाइट : कौन-सा आहार किस मात्रा में लें

भोजन वर्ग	1,600 कैलोरी	2,000 कैलोरी
रोटी, चावल, दलिया, डबलरोटी	6 परोसे	7-8 परोसे
शाक-सब्जियाँ	3-4 परोसे	4-5 परोसे
फल	4 परोसे	4-5 परोसे
टोन्ड दूध, दही और पनीर	2-3 परोसे	3 परोसे
दालें, सोयाबीन, मटर, चना आदि और मांसाहार करते हैं तो अंडा, गोश्त, मुर्गा और मछली	2 परोसे	2 परोसे
वनस्पति तेल, घी-मक्खन	2 छोटे चम्मच	3 छोटे चम्मच
मिठाई	बिल्कुल नहीं	कभी-कभार

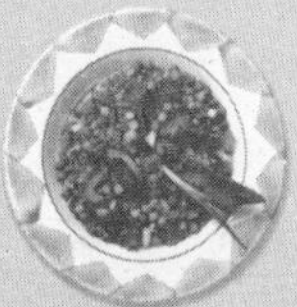

एक परोसे के मायने

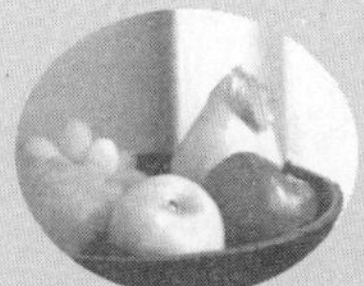

अन्न (रोटी, चावल, दलिया, डबलरोटी)
गेहूँ की एक छोटी रोटी
आधा कप उबला हुआ चावल
एक स्लाइस ब्राउन ब्रेड
एक सादा डोसा
तीन-चौथाई कप दलिया
बाजरे की आधी रोटी
कूटू की छोटी रोटी
एक कुल्चा
25 ग्राम नूडल्स

फल
एक सेब
एक अमरूद
एक नाशपाती
एक केला
दो संतरे या मौसम्मी
12 अंगूर

शाक-सब्जियाँ
आधा कटोरी पकी हुई सब्जी
एक कटोरी कच्ची सब्जियाँ

दालें, सोयाबीन, मटर, मूँगफली
आधा कटोरी दाल
आधा कटोरी सोयाबीन
50 ग्राम मूँगफली

अंडा, गोश्त, मुर्गा और मछली
एक अंडा
45 ग्राम गोश्त
85 ग्राम चिकन
100 ग्राम मछली

दूध, दही और पनीर
एक कप टोन्ड दूध
एक कटोरी दही
45 ग्राम पनीर

नमक और रक्तदाब

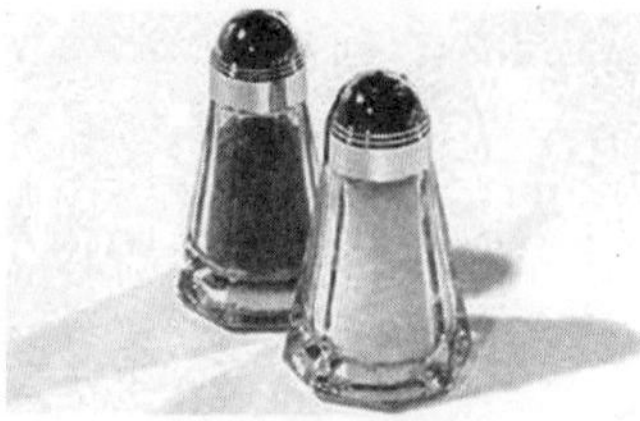

रक्तदाब संयत बनाए रखने के लिए डॉक्टर बहुत वर्षों से नमक पर कटौती लगाते आए हैं। यह कटौती उपयोगी है, इस तथ्य की अनेक अध्ययनों द्वारा पुष्टि हुई है। किंतु आज यह सिद्धांत विवाद के घेरे में खड़ा है। नवीन अध्ययनों से पता चला है कि 40 प्रतिशत व्यक्तियों का रक्तदाब ही सोडियम के प्रति संवेदी होता है। अन्य 60 प्रतिशत में इससे कोई अंतर नहीं पड़ता कि उनका नमक का कुल सेवन कितना है। लेकिन चूँकि यह भेद ले पाना आसान काम नहीं है कि कौन सोडियम के प्रति संवेदी है, कौन नहीं, चिकित्साविदों का वर्तमान मत यही है कि नमक सीमित मात्रा में लेना ही अधिक स्वास्थ्यकर है।

उच्च रक्तदाब रोकथाम, निदान, मानांकन तथा उपचार के नीति-निर्धारण कार्य में जुटी अमेरिकी *राष्ट्रीय संयुक्त समिति* की नवीनतम सातवीं रपट में भी यही मत प्रस्तुत है कि हमें पूरे दिन में कुल मिलाकर छह ग्राम (एक छोटे चम्मच) से अधिक नमक नहीं लेना चाहिए। इसके मायने ये हैं कि भोजन में नमक थोड़ा कम कर दें और उन भोज्य पदार्थों से परहेज बरतना शुरू कर दें जिनमें नमक बहुत अधिक होता है।

परहेज के लायक सोडियम-प्रचुर भोज्य पदार्थ

- कार्न फ्लेक्स
- गाय का दूध
- बाजार का चीज़ और मक्खन
- चौलाई का साग
- लीची और खरबूजा
- अचार, चटनी और टमेटो केचअप
- सोया सॉस, मोनोसोडियम ग्लूटामेट
- चिप्स, वेफर्स, पॉप कॉर्न और नमकीन बिस्कुट
- भुजिया, दालमोठ और नमकीन
- नमकीन काजू, मूँगफली, बादाम
- सॉसेज, हैम और समुद्री मछली
- पेस्ट्री, केक और आइसक्रीम
- संसाधित (प्रोसेस्ड) और डिब्बाबंद खाद्य पदार्थ
- फास्ट फूड
- फ्रोजन खाद्य पदार्थ
- कुछ दवाएँ जैसे ऐंट एसिड

पोटेसियम, कैल्सियम, मैगनीसियम और रक्तदाब

कुछ अध्ययनों से ये प्रमाण भी मिले हैं कि भोजन में पोटेसियम, कैल्सियम और मैगनीसियम का समुचित मात्रा में होना रक्तदाब पर अनुकूल प्रभाव डालता है। किंतु यह संबंध इतना पुख्ता नहीं है कि इस आधार पर उच्च रक्तदाब की रोकथाम के लिए इन लघु पौष्टिक तत्त्वों के सम्पूरक आहार विकसित किए जाएँ। आज की स्थिति में उचित यही है कि उनके गुणों का लाभ उठाने के लिए हम उनके प्राकृतिक खाद्य स्रोतों का आनंद लें।

पोटेसियम, कैल्सियम और मैगनीसियम के प्राकृतिक खाद्य स्रोत

पोटेसियम	**फल** पपीता, तरबूज, केला, मौसमी, अमरूद,आम, स्ट्रॉबैरी, चैरी, सेब, अलूचे, खजूर **सब्जियाँ** पालक, सीताफल, पत्तागोभी, मटर, आलू, कचालू, टमाटर, पालक, बैंगन **अन्य स्रोत** दूध, पीनट बटर
कैल्सियम	**दुग्ध उत्पाद** दूध, दही, पनीर, चीज़, मक्खन **फल** शरीफा और खूबानी **मेवे** किशमिश और खजूर **सब्जियाँ** शलजम और हरी सरसों **अन्य स्रोत** पेय जल, रागी (दक्षिण भारतीय अन्न) **जंतु स्रोत** अंडे और मछली
मैगनीसियम	हरी पत्तेदार सब्जियाँ अनाज पेय जल

मदिरा और रक्तदाब

अधिक मदिरा लेने से शरीर के बहुत से अंगों पर बुरा असर पड़ता है। अधिक पीनेवालों का रक्तदाब भी बढ़ जाता है। अतः मदिरा लेने की इच्छा रखें तो सीमित मात्रा में ही लें। पुरुषों के लिए एक दिन की सीमा 60 एम.एल. है और स्त्रियों के लिए 30 एम.एल.। अधिक मदिरा यकृत, हृदय और मस्तिष्क पर भी बुरा असर डालती है।

तनाव से मुक्ति पाएँ

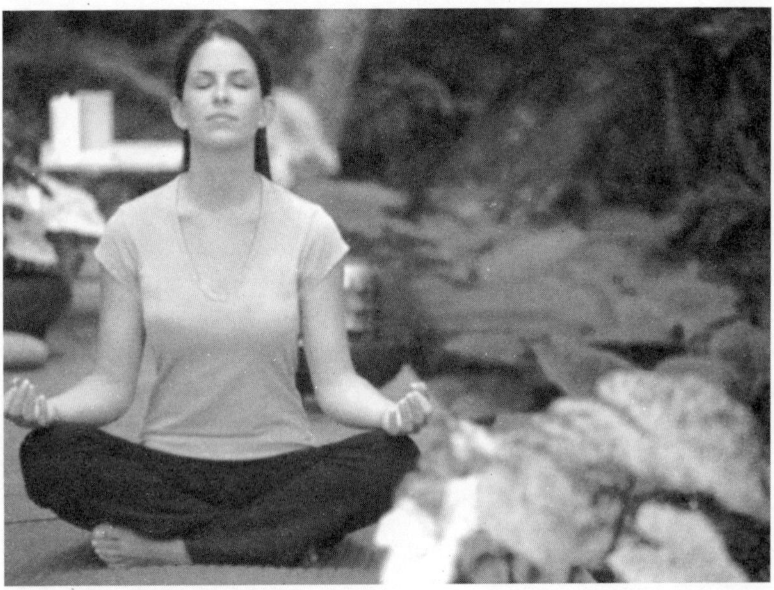

तनाव और उच्च रक्तदाब के बीच अब तक कोई सीधा संबंध चाहे नहीं स्थापित हो पाया है, फिर भी उच्च रक्तदाब होने पर स्वास्थ्यप्रद यही है कि जीवन में तनाव को हावी न होने दें। इससे मुक्त रहने के लिए एक ओर जहाँ रचनात्मक दृष्टि और समय प्रबंधन जैसे छोटे-छोटे व्यावहारिक मंत्र अपनाएँ, वहीं संचित तनाव से छुटकारा पाने के लिए कुछ मानसिक युक्तियाँ अपनाना भी लाभकारी है। शिथिलन व्यायाम, कल्पनालोक का सुख, हास्य चिकित्सा, गहरी साँस भरना और जॉगिंग वर्तमान सदी के चुनिंदा मुहावरे हैं, लेकिन योग साधना, यौगिक क्रियाओं और यौगिक निद्रा से भी मन उतना ही तनावमुक्त रह सकता है।

अगर आप तनाव की ऊष्मा वहन न कर सकें, तो उचित होगा कि उस स्थान से पलायन कर जाएँ।

हैरी एस. ट्रूमैन
मिस्टर सिटिजन, अध्याय 15 में उद्धरण

उच्च रक्तदाब पर आजमायी जानेवाली उपचार पद्धतियों में तनाव-मुक्ति के उपाय लंबे समय से आकर्षण का केंद्र बने हुए हैं। यद्यपि अब तक इनसे स्थायी लाभ मिलने की पुष्टि नहीं हुई है, लेकिन अनेक अध्ययनों में इनके उपयोगी होने के साक्ष्य मिले हैं। भारत में हुए अध्ययन भी यही प्रेरणा देते हैं कि तनाव-हरण की युक्तियाँ अपनाना उच्च रक्तदाब के रोगियों के लिए स्वास्थ्यकारी है। इनसे रक्तदाब घटे या नहीं, मन स्वस्थ रहता है और रोग को जीतने का संकल्प सुदृढ़ होता है।

जीवन में तनाव कम करने के दो तरीके हैं : स्वस्थ सोच और सकारात्मक कार्य प्रणाली जिससे कि तनाव हावी न हो पाए, और दूसरे स्तर पर ऐसी युक्तियाँ जिनसे कि हमारे भीतर संचित तनाव हवा हो सके।

संतुलित जीवन रागमय तनमन

जीवन के प्रति स्वस्थ सकारात्मक नजरिया, अपनी क्षमताओं का सच्चा आकलन, व्यवस्थित ढंग से कार्य करने की पद्धति, समय का स्वस्थ उपयोग और व्यक्तित्व में समुचित सुधार लाकर हम अनावश्यक तनाव से मुक्त रह सकते हैं।

रचनात्मक दृष्टि रखें

तनाव पर विजय पाने के लिए विचार और व्यवहार दोनों में सुधार लाना जरूरी है। रचनात्मक सोच कठिन से कठिन स्थिति में जीवन-नैया को पार लगा देता है। हर समय शुभ सोच रखना, कृतसंकल्प रहना कि लक्ष्य को पाना ही है, उसके लिए निरंतर कार्य करना और कठिनाइयों से विचलित न होना मंजिल को आसान बना देता है। इसके विपरीत नकारात्मक सोच, अपनी क्षमता कम करके आँकना, यह सोचना कि यह कार्य तो हो ही नहीं सकता सरल से सरल स्थिति को भी तनावमय बना देता है।

लक्ष्य क्षमताओं के अनुकूल चुनें

जीवन में सफल होने के अपने नियम-कायदे हैं। कोई भी काम हाथ में पकड़ने से पहले यह खुले मन से सोच लें कि यह कार्य आपकी क्षमता में है कि नहीं। हर ऐसा कार्य जिसे पूरा कर पाने में आप अपने को सक्षम नहीं पाते, तनाव पैदा करता ही है।

काम हाथ में लेने से पहले यह भी आँकना जरूरी है कि क्या आप उसे समय से पूरा करने की स्थिति में होंगे? ऐसा न हो कि आप इतना काम एकसाथ अपने ऊपर ले लें कि उसे पूरा करने में तनावग्रस्त हो जाएँ। यह स्थिति हर प्रकार से नुकसानदेह है। इससे मन किसी काम में नहीं लगता और कोई भी कार्य ठीक से पूरा नहीं होता।

शालीनता मना करने में है

जब कोई कार्य न कर पाने की स्थिति में हों तो शालीनता इसी में है कि शुरू में ही विनम्रतापूर्वक अपनी असमर्थता व्यक्त कर दें। उस समय किसी दबाव में हामी भर देना और बाद में उसे पूरा न करना संबंधों को बिगाड़ता है और मन के भीतर अनावश्यक तनाव उत्पन्न करता है। बहुत संभव है कि आपकी शुरू की न पलभर के लिए दूसरे को खटके, लेकिन बहुत जल्द लोग सच्चाई समझने लगेंगे और आपकी इस स्पष्टवादिता का आदर करने लगेंगे।

योजनाबद्ध ढंग से चलें

जीवन में योजनाबद्ध ढंग से चलना हमेशा अच्छा होता है। लेकिन कुछ लोग पुरुषार्थ से अधिक भाग्य पर विश्वास करते हैं, उनका कार्य भी कभी-कभी पूरा हो जाता है, पर जैसे कच्ची हांडी आग पर बार-बार चढ़ने से एक दिन टूट ही जाती है, बेतरतीब काम करने से कभी-कभार तो सफलता मिलती है, बाकी समय तनाव ही हाथ आता है।

उचित यही होता है कि कोई भी बड़ा कार्य शुरू करने से पहले उसकी पूरी परियोजना तैयार करें, फिर उसे कार्यान्वित करने के लिए पूरा प्रयत्न करें। योजना बनाते समय कुछ बुनियादी मुद्दों पर अवश्य विचार करें :

- ♥ कुल परियोजना को कितने चरणों में बाँटा जा सकता है?
- ♥ प्रत्येक चरण पूरा कैसे होगा?
    - ☛ क्या-क्या कार्य करने होंगे?
    - ☛ क्या-क्या साधन जुटाने होंगे?
    - ☛ यह साधन कैसे और कहाँ से जुट पाएँगे?
    - ☛ उस पर कितना खर्च आएगा?
    - ☛ किस-किस की मदद चाहिए होगी ?
    - ☛ कार्य पूरा होने में कितना समय लगेगा ?
    - ☛ क्या-क्या बाधाएँ आ सकती हैं? उनके उपाय क्या हैं?

♥ इस प्रकार प्रत्येक चरण पूरा करते हुए आगे बढ़ने से कार्य व्यवस्थित ढंग से संपन्न हो सकेगा। संभव है उसमें कुछ बाधाएँ आएँ, योजना में सुधार और परिवर्तन भी करने पड़ें, लेकिन स्पष्ट रूपरेखा होने से बड़े से बड़ा कार्य आसान हो जाता है।

समय प्रबंधन सीखें

वर्तमान जीवन में हर किसी पर समय का दबाव है। सफलता इसी में निहित है कि हम समय का समुचित उपयोग करना सीखें। समय प्रबंधन में निम्नलिखित सुझाव सहायक साबित हो सकते हैं :

♥ जितने भी कार्य पूरे करने हैं, उनकी एक सूची बना लें। इतना करने मात्र से उन्हें याद करते रहने का बोझ खत्म हो जाएगा।

♥ अब प्रत्येक कार्य की प्राथमिकता सुनिर्धारित कर लें। इसी के अनुसार सुनियोजित ढंग से कार्य करें। अव्यवस्थित ढंग से कभी कुछ कभी कुछ करने से समय नष्ट होता है।

♥ ऐसे कार्य जो एक-दूसरे से जुड़े हैं, उन्हें एक साथ करने से समय बचता है।

♥ किसी भी काम के लिए समय का अनुमान लगाते हुए 25 प्रतिशत अतिरिक्त समय लेकर चलें।

♥ कहीं किसी से मिलने जाएँ और यह अंदेशा हो कि प्रतीक्षा करनी पड़ सकती है तो साथ में कुछ ऐसे छिट-पुट कार्य ले जाएँ जिन्हें पूरा कर सकते हों।

♥ ऐसी मीटिंग जिसके व्यर्थ लंबी खिंचने की संभावना हो, उसे दफ्तर बंद होने से थोड़ा पहले रखें, ताकि समय अनावश्यक नष्ट न हो।

♥ दूसरों के समय का भी आदर करें। किसी भी मीटिंग या किसी से फोन पर बात करने से पहले कागज पर सभी बिंदु स्पष्ट लिख लें।

अपनी तनाव-सीमा पहचानें

हर व्यक्ति की अपनी क्षमताएँ होती हैं, अपनी तनाव-सीमा। यह सीमा वह व्यक्ति ही बेहतर जान सकता है। अपने भीतर के व्यक्ति को भी जानने का प्रयास करें। उतना ही काम करें जितना आप सँभाल सकें। अपने साथ जबरदस्ती करने से तनाव बढ़ता है, और कार्य भी ठीक से पूरा नहीं हो पाता।

स्वस्थ मानस विकसित करें

क्रोध, द्वेष, ईर्ष्या, अस्वस्थ स्पर्धा, दूसरों को नीचा दिखाना, साथियों को कम करके आँकना, हर समय हड़बड़ी में काम करना ऐसे अवगुण हैं जिनसे मुक्त होकर जीने में ही जीवन का सुख है। सच है कि जो व्यक्ति मन से निर्मल, निश्छल होता है उसका मन सदा खिला रहता है। उसे अनावश्यक तनाव नहीं घेरे रहते।

तनाव-मुक्ति के उपाय

लेकिन मनुष्य जीवन ऐसा है कि उसमें समय-समय पर जीवन के किसी न किसी पक्ष को लेकर तनाव उत्पन्न हो ही जाता है। उससे मुक्त रहने के लिए कुछ सरल उपाय हैं जिन्हें हर कोई अपना सकता है।

शिथिलन व्यायाम करें

शिथिलन व्यायाम से तन-मन भीतर संचित तनाव से मुक्त हो जाता है। इसे करने की विधि यह है :

पहला चरण : शवासन की मुद्रा में लेट जाएँ

जमीन पर आसन बिछा लें और उस पर सहज होकर पीठ के बल लेट जाएँ। दोनों पैरों के बीच एक फुट का फासला रखें। हाथ शरीर से थोड़ा अलग हों। हथेलियाँ आकाश की ओर। गर्दन सीधी रखें। शरीर बिल्कुल ढीला छोड़ दें। आँखें मूँद लें। सामान्य रूप से साँस लें और छोड़ें। फिर 6-7 बार गहरी साँस लें।

दूसरा चरण : मन से शरीर के प्रत्येक अंग की यात्रा करें

अपने शरीर को मन की आँखों से देखना शुरू करें। सबसे पहले दाएँ पैर के अँगूठे पर ध्यान केंद्रित करें। फिर दूसरी, तीसरी, चौथी और पाँचवीं अँगुली का अवलोकन करें। पैर का तलवा, ऊपर का भाग, टखना, पिंडली, घुटना, जंघा और नितंब तक यात्रा करें। एक-एक कर प्रत्येक अंग में तनाव लाएँ। अब इसी प्रकार बाएँ पैर के अँगूठे से शुरू होकर बाएँ नितंब तक की यात्रा करें।

नितंब से ऊपर की ओर आ जाएँ और नाभि पर ध्यान ले जाएँ। उदर के समस्त अंगों को देखें, दायाँ फेफड़ा, बायाँ फेफड़ा, हृदय, कमर का दायाँ भाग, वायाँ भाग, रीढ़ नीचे से ऊपर तक देखें। प्रत्येक अंग में तनाव लाएँ।

अब दाएँ हाथ का अँगूठा, दूसरी, तीसरी, चौथी और पाँचवीं अँगुली, हथेली, हथेली के ऊपर का भाग, कलाई, अग्रभुजा, कोहनी, भुजबली, कंधा मन की आँखों से अनुभव करें। इसी प्रकार बाएँ हाथ के अँगूठे से शुरू होकर बाएँ कंधे तक एक-एक अंग की मानसिक यात्रा करें और प्रत्येक अंग में तनाव लाएँ।

कंठ, ठोड़ी, दाँत, जबान, दायाँ नासा छिद्र, बायाँ नासा छिद्र, दायाँ कान, बायाँ कान, दायीं आँख, बायीं आँख, दायीं भौंहें, बायीं भौंहें, मस्तक तथा कपाल का अवलोकन करें।

तीसरा चरण : शरीर के प्रत्येक अंग को ढीला छोड़ दें

अब कपाल से उलट दिशा में चलते हुए एक-एक अंग का ध्यान करते हुए प्रत्येक अंग शिथिल करते जाएँ।

चौथा चरण : तत्त्व ध्यान

♥ अब शरीर की सम्पूर्ण हड्डियों, पेशियों और त्वचा के भारीपन को अनुभव करें। योग के अनुसार यह शरीर का पृथ्वी तत्त्व है।

♥ शरीर के अंदर की नस-नाड़ियों में दौड़ रहे खून का ध्यान करें। यह शरीर का जल तत्त्व है।

♥ अब उस ऊर्जा का ध्यान करें जो समग्र नस-नाड़ियों में व्याप्त है। यह शरीर का अग्नि तत्त्व है।

♥ अब श्वास-प्रश्वास पर ध्यान केन्द्रित करें। यह शरीर का वायु तत्त्व है।

♥ अब शरीर के भीतर के खालीपन को अनुभव करें। यह शरीर का आकाश तत्त्व है।

♥ इन सभी तत्त्वों के मेल से बना है महातत्त्व। यही आपका स्वरूप है। इसी स्वरूप में स्थिर हो जाएँ। इस ध्यान में आनंद की अनुभूति होगी।

पाँचवाँ चरण

श्वास पर ध्यान एकाग्र करें। उसे थोड़ा गहरा बनाएँ। छह-सात बार साँस लें। अब कंठ से ॐ की तीन बार लंबी और मधुर ध्वनि उच्चारित करें। धीरे-धीरे आँखें खोलें। तनाव छू-मंतर हो चुका होगा।

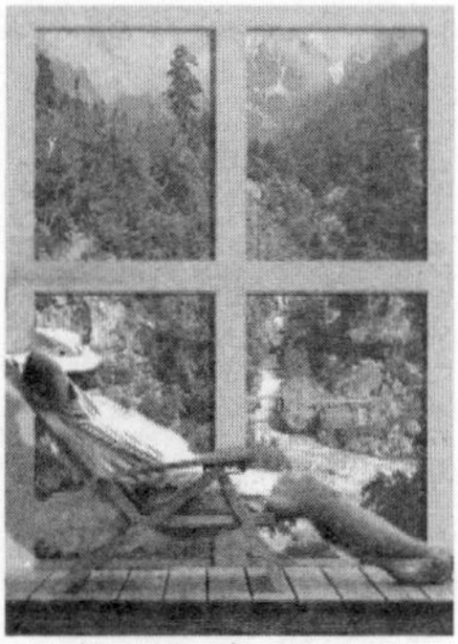

कल्पनालोक का सुख

मन को बिल्कुल खुला छोड़ दें। मन के भीतर विचार उठें तो उठते रहें, लेकिन उनपर अपना ध्यान केंद्रित न करें। अब अपने से ही खुद को यह सुझाव दें कि आप बिल्कुल शांत मुद्रा में पहुँच चुके हैं। शरीर को बिल्कुल ढीला छोड़ दें। हाथ भारी होते अनुभव करें, हृदय शांत गति से चलता हुआ। आराम से लय में गहरी साँस भरते और छोड़ते रहें। जब पूरी तरह विश्रांति की मुद्रा में आ जाएँ तो कल्पनालोक की उड़ान भरने लगें। मन ही मन किसी ऐसे खूबसूरत रमणीय स्थल की सैर करने पहुँच जाएँ जहाँ बहुत सुखद समय बीता हो। अगले पाँच से दस मिनट तक इसी लोक में भ्रमण करते रहें। फिर आहिस्ता-आहिस्ता इस अवस्था से जाग जाएँ। यह तकनीक विजुअल इमेजरी कहलाती है और तनाव दूर करने का एक सुगम साधन है।

ध्यान लगाएँ

ध्यान लगाने से शरीर और मन तरोताजा होते हैं। इसके कई रूप हैं। अनुभवातीत ध्यान (ट्रैंसेंडेंटल मेडिटेशन) में बीस मिनट तक एकांत में बैठकर एक ही मंत्र, शब्द, ध्वनि या वाक्य का बार-बार उच्चारण किया जाता है। इससे मन शांत होता है, आंतरिक सुख प्राप्त होता है।

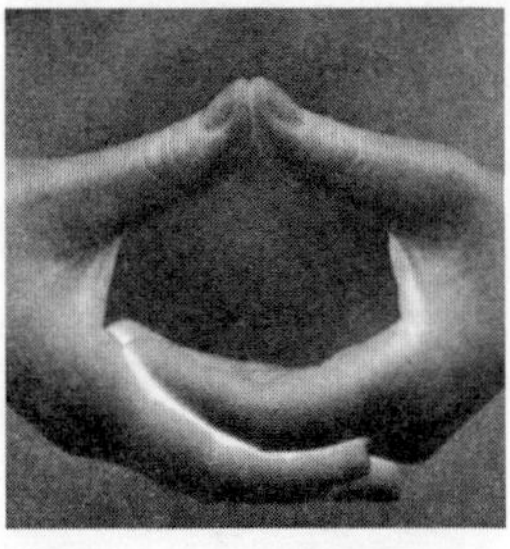

गहरी साँस लें

लंबी गहरी साँस भरने से भी आंतरिक तनाव छू-मंतर हो जाता है। इसे करने की विधि यह है :

♥ कहीं भी पीठ के बल आराम से सीधा लेट जाएँ।

♥ दोनों पैरों के बीच थोड़ी जगह छोड़ दें। एक

हाथ नाभि के पास पेट पर रख लें। दूसरा छाती के ऊपर रख लें।

♥ अब नाक से साँस लें। मुँह से साँस छोड़ें।

♥ कुछ मिनट तक अपनी श्वसन क्रिया पर ही ध्यान केंद्रित रखें। अनुभव करें कि साँस लेने और छोड़ने पर किस समय कौन सा हाथ ऊपर उठता है।

♥ धीमे-धीमे फेफड़ों से अधिक से अधिक वायु बाहर छोड़ दें।

♥ अब धीमे-धीमे चार की गिनती पूरी होने तक एक गहरी साँस अंदर भरें। जब आप अंदर साँस भरें, उस समय आपकी छाती के साथ-साथ उदर भी कम से कम एक इंच ऊपर उठना चाहिए। आप अपने हाथ से यह क्रिया अनुभव कर सकते हैं।

♥ एक सेकेंड के लिए रुकें। फिर चार की गिनती तक साँस बाहर छोड़ें। इस क्रिया के समय आपका उदर धीमे-धीमे नीचे लौट आएगा।

♥ एक सेकेंड के लिए रुकें। फिर पहले वाला क्रम दोहराएँ। यह पूरी श्वसन क्रिया पाँच बार दोहराएँ। इससे शरीर और मन तनाव से मुक्त हो जाएँगे।

हँसें, खूब हँसें

हँसना स्वास्थ्य के लिए गुणकारी है। भौतिक स्तर पर देखें, तो यह एक भरपूर व्यायाम है। खुलकर हँसने से छाती और पेट की पेशियों के साथ-साथ फेफड़ों, हृदय और रक्त संचार प्रणाली का अच्छा-खासा व्यायाम हो जाता है। साँस-नलियों में थोड़ा भी बलगम हो तो हँसने से बाहर आ जाता है। हृदय-गति बढ़ जाती है। पेशियों की भी कसरत हो जाती है। हँसना मन के लिए भी सबसे अच्छा टॉनिक है। जोर से हँसने से जीवन की नीरसता, एकाकीपन, तनाव और अवसाद से छुटकारा मिलता है, थकान मिटती है। स्वस्थ रहने के लिए हँसें, खूब हँसें। इससे अच्छी, आह्लादक चिकित्सा क्या होगी भला!

परिवार और मित्रों से पाएँ संबल

परिवार और मित्रजनों का सहयोग कठिन समय का सबसे बड़ा संबल है। इसके लिए चंद ईमानदार मित्र होना ही पर्याप्त है। उनसे अपने सुख-दुख बाँटने, प्रतिकूल समय में सहयोग प्राप्त करने, और उनके कठिन समय में उनकी मदद करने से न सिर्फ तनाव छँटता है, बल्कि जीवन के प्रति आस्था और विश्वास भी बढ़ता है। यह अनुभूति होती है कि इस भरी दुनिया में हम अकेले नहीं हैं। अनेक अध्ययनों में इस तथ्य की पुष्टि हुई है कि ऐसे लोग जिनके परिवार और मित्रों का सामाजिक वृत्त बड़ा होता है वे अक्सर लंबी और स्वस्थ उम्र जीते हैं।

जीव-जंतु भी बन सकते हैं साथी

सामुदायिक अध्ययनों में ऐसे साक्ष्य भी प्राप्त हुए हैं कि घर पर जीव-जंतु पालने से भी मन सुकून पाता है और तनाव घटता है। स्पष्ट है कि मनुष्य सामाजिक जीव है और उसे अपने सुख-दुख बाँटने के लिए कोई न कोई साथी अवश्य चाहिए।

नींद पर कटौती न करें

दुनिया में नींद से प्यारी दूसरी कोई चीज नहीं। उसकी गोद में सिर रख लें, सभी मुश्किलें आसान हो जाती हैं। सुबह जब आँख खुलती है तो मन-मस्तिष्क ताजगी से भरा होता है, शरीर स्फूर्त हो जाता है और रगों में नई उमंग अँगड़ाई ले रही होती है। कितना ही काम हो, नित्य छह से आठ घंटे की नींद अवश्य लें। इस पर कटौती करना स्वास्थ्य के लिए कत्तई ठीक नहीं।

मनोरंजन का सुख जानें

जीवन में मनोरंजन के लिए भी कुछ समय जरूर निकालें। इससे तनमन खिल उठता है, अंदर फिर से ऊर्जा भर जाती है, और तनाव से छुटकारा मिलता है। मनोरंजन का साधन कोई भी हो सकता है : रोज सोने से पहले कोई अच्छी किताब पढ़ना, अपनी बेटी, बेटे या पत्नी के साथ कैरम, शतरंज या रमी की बाजी लगाना, परिवार में साथ बैठकर किसी पत्रिका से कोई कहानी पढ़ना उस पर विचार करना, मनोरंजक टी.वी. सीरियल देखना, क्रिकेट मैच देखना, या सप्ताहांत पर सैर-सपाटे के लिए निकल जाना।

समय-समय पर पर्यटन के लिए जाना भी तनाव दूर करता है। इसके कुछ नियम हैं। छुट्टी के मायने हैं हर चीज छोड़कर आ जाना! यह भावना रहे, तभी छुट्टी का मजा है। दूसरा यह कि हर समय सफर करते रहना, मौज-मस्ती के आड़े आता है। नई जगह का आनंद लें और तनावमुक्त होकर जाएँ, जीवन का सुख ही कुछ और हो जाएगा।

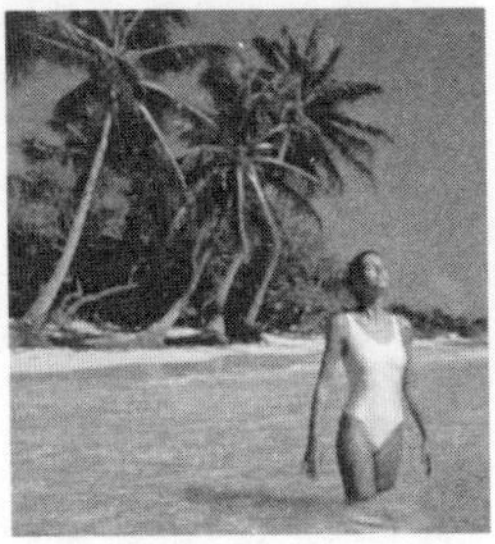

उच्च रक्तचाप रोधक दवाएँ

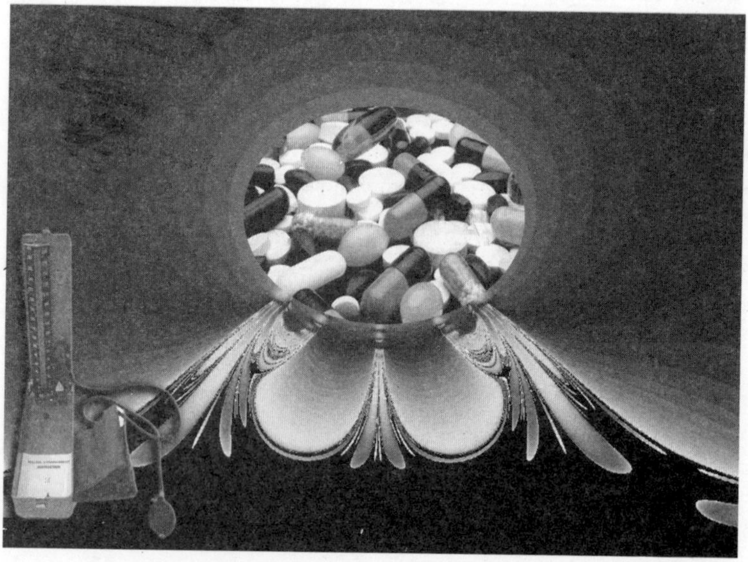

उच्च रक्तदाब पर नियंत्रण पाने के लिए आज अनेक सुविधाजनक दवाएँ उपलब्ध हैं। उन्हें हर दिन नियम से लेने से धमनियों पर बना दाब स्वस्थ सीमा में लौट आता है। शरीर के सभी अंग खैरियत मनाते हैं कि उन पर से खतरा टल गया। इसका दोहरा लाभ होता है : स्वास्थ्य पर आँच नहीं आती और जीवन सामान्य धुरी पर चलता रहता है, किसी का मोहताज नहीं बनता। दवा लेने में प्राय: कोई विशेष कठिनाई भी नहीं आती। अधिकांश दवाएँ दिन में सिर्फ एक बार लेनी पड़ती हैं। किसी दवा का कभी कोई अवांछित असर दिखे, तो उसे डॉक्टर की सलाह से बदला जा सकता है। जैसा कि सभी दवाओं के साथ है, उच्च रक्तदाब रोधक दवाओं के साथ भी कुछ सावधानियाँ बरतना जरूरी है।

बहुत हसीन सही सोहबतें गुलों की मगर,
वह जिंदगी है जो कांटों के दरमियां गुजरे।

जिगर मुरादाबादी
आतशे गुल

जब जीवनशैली में सुधार लाने से उधमी रक्तदाब अनुशासित नहीं होता, तो उस पर लगाम देने के लिए दवाओं का सहारा लेना जरूरी हो जाता है। आज आधुनिक चिकित्सा पद्धति के पास ऐसी दवाओं का बहुत बड़ा जखीरा है जो रक्तदाब को मुट्ठी में कर सकती हैं। सबसे बड़ी सुविधा यह है कि ये सभी दवाएँ अलग-अलग विधि से कार्य करती हैं। आवश्यक होने पर दो या अधिक दवाएँ एक साथ भी ली जा सकती हैं। उनके संयुक्त प्रभाव से हठी से हठी रोग पर भी नियंत्रण साधा जा सकता है।

मूत्रल (डाइयूरेटिक) दवाएँ

मूत्रल दवाएँ 1950 के दशक से उच्च रक्तदाब के उपचार में उपयोगी साबित हो रही हैं। ये दवाएँ शरीर से अनावश्यक जल और सोडियम मूत्र में उत्सर्जित कर रक्तदाब को संयम में लाती हैं। यह इनकी उपयोगिता का सबसे बड़ा साक्ष्य है कि रक्तदाब बढ़ने पर डॉक्टर सर्वप्रथम इन्हें ही प्रयोग में लाना पसंद करते हैं। कुछ विशेष परिस्थितियों जैसे गाउट और डायबिटीज को छोड़ ये दवाएँ अपना धर्म बखूबी निभाती हैं। इनका प्रयोग हार्ट फेलियर और यकृत तथा गुर्दों के फेल होने पर शरीर में एकत्रित हुए अनावश्यक पानी को निकालने के लिए भी किया जाता है।

उच्च रक्तदाब के अधिकांश रोगियों को मूत्रल दवाएँ लेने से लाभ पहुँचता है, लेकिन रक्तदाब को पूरी तरह काबू में लाने के लिए प्रायः इसके साथ दूसरी उच्च रक्तदाब रोधक दवा भी लेनी पड़ती है।

प्रमुख मूत्रल दवाएँ

आजकल तीन प्रकार की मूत्रल दवाएँ प्रयोग में लायी जाती हैं। तीनों गुर्दों के अलग-अलग भाग पर काम करती हैं और मूत्र में जल और सोडियम का उत्सर्जन तेज करती हैं।

सबसे अधिक प्रयोग थायजाइड मूत्रल दवाओं का होता है। क्लोरथायजाइड, क्लोरटेलीडोन, हाइड्रोक्लोरथायजाइड तथा इंडपामाइड थायजाइड दवाएँ हैं। दूसरा वर्ग लूप मूत्रवृद्धिकारक दवाओं का है, जिसमें फ्रुसेमाइड, ब्यूमेटानाइड तथा टोरसेमाइड शामिल

हैं। तीसरे वर्ग में पोटेसियम बचानेवाली मूत्रल दवाएँ हैं जिनमें स्पाइरोनोलैक्टोन, ट्राइमेटेरेन और ऐमिलोराइड प्रमुख हैं।

सावधानियाँ

मूत्रल दवाएँ लेने से कुछ लोगों के शरीर में यूरिक एसिड बढ़ जाता है जिसके कारण जोड़ों में गाउट की सूजन हो जाती है और गुर्दों में पथरी बन सकती है। अतः शरीर में पहले कभी यूरिक एसिड बढ़ने की घटना हुई हो तो मूत्रल दवाएँ नहीं लेनी चाहिए। इसी प्रकार डायबिटीज में थायजाइड दवाएँ लेना अनुचित है, चूँकि इन्हें लेने से रक्त शुगर बिगड़ सकती है। थायजाइड दवाएँ कोलेस्टेरॉल गणित पर भी बुरा असर डालती हैं। दोनों थायजाइड और लूप मूत्रल दवाएँ शरीर में पोटेसियम की कमी लाती हैं। इन्हें लेते हुए डॉक्टर के निर्देश अनुसार पोटेसियम की भरपाई के लिए उचित पूरक दवा लेना जरूरी होता है। यह सावधानी नहीं बरतने से हृदय की लय बिगड़ने का खतरा हो जाता है। हार्ट फेलियर में ली जानेवाली डिजिटेलिस दवा हृदय पर विषैला प्रभाव डालने लगती है। कुछ चिकित्सक रोगी को इस स्थिति से मुक्त रखने के लिए थायजाइड या लूप मूत्रल दवा के साथ पोटेसियम बचानेवाली मूत्रल दवा भी दे देते हैं।

थायजाइड दवाएँ बुजुर्ग लोगों में कमजोरी भी उत्पन्न कर सकती हैं और कुछ पुरुषों में इन्हें लेने से पुंसत्व संबंधी समस्याएँ खड़ी हो जाती हैं। इस स्थिति में डॉक्टर से राय लेकर दवा बदली जा सकती है।

मूत्रल दवाएँ बहुत सी दूसरी दवाओं के साथ प्रतिक्रिया भी कर सकती हैं, जिसके बारे में सदा सावधान रहना चाहिए। दर्दनिवारक दवाएँ मूत्रल दवाओं के असर को कमजोर कर देती हैं। इसलिए मूत्रल दवा लेनेवाले व्यक्तियों को दर्द-निवारक दवा कम से कम लेनी चाहिए। इसी प्रकार फ्रुसेमाइड लेने से ऐमिनोग्लाइकोसाइड ऐंटिबायोटिक दवाओं का हमारी श्रवण शक्ति पर हो सकनेवाला दुष्प्रभाव अधिक उग्र हो जाता है, अतः इन्हें एक साथ लेने से बचना चाहिए। ऐमिनोग्लाइकोसाइड ऐंटिबायोटिक दवाओं का मुख्य प्रयोग तीव्र संक्रमण के उपचार में होता है।

इतर-प्रभाव

शरीर में पोटेसियम की कमी होने से गफलत, कमजोरी और हृदय-लय अनियमित हो जाती है। थायजाइड दवाएँ लेने से त्वचा सूर्य की रोशनी के प्रति अधिक संवेदनशील हो जाती है और जल सकती है। जिन बुजुर्ग पुरुषों में पौरुष ग्रंथि (प्रोस्टेट ग्लैंड) बढ़ी होती है, उनमें लूप मूत्रल दवा लेने से कभी-कभी मूत्र आना बिल्कुल रुक जाता है। पोटेसियम बचानेवाली मूत्रल दवाएँ मुँह को शुष्क कर देती हैं और वमन और वायु पैदा करती हैं। स्पाइरोनोलैक्टोन लेने वाले पुरुषों में स्तन बढ़ सकते हैं।

बीटा-ब्लॉकर दवाएँ

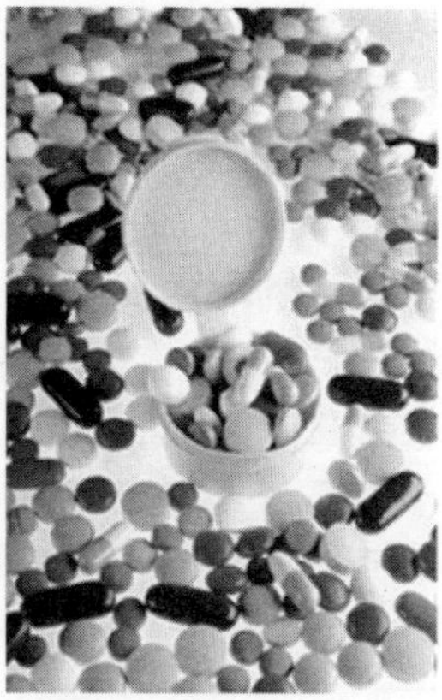

बीटा-ब्लॉकर दवाएँ 1970 के दशक में कोरोनरी हृदय रोगियों के उपचार के लिए विकसित की गई थीं। लेकिन जल्द ही इनका रक्तदाब कम करने का गुण पहचान लिया गया और तभी से यह मूत्रल दवाओं के बाद उच्च रक्तदाब के उपचार में प्रभावी दायित्व निभा रही हैं। ये दवाएँ हृदय की कार्यकुशलता बढ़ाती हैं, उसकी गति घटाती हैं और उसकी प्रत्येक धड़कन के साथ धमनियों में आनेवाली रक्त की मात्रा घटाकर रक्तदाब में कमी लाती हैं। ये दवाएँ हृदय-लय की गड़बड़ियों, ग्लूकोमा, दुश्चिंता और माइग्रेन के उपचार में भी उपयोगी साबित हुई हैं।

एटेनोलोल, कार्वेडिलोल, लेबेटालोल, मेटोप्रालोल, प्रोप्रनालोल और सेलीप्रोलोल प्रमुख रूप से प्रयोग में लायी जानेवाली बीटा-ब्लॉकर दवाएँ हैं।

सावधानियाँ

दमा या क्रोनिक ब्रोंकाइटिस, डायबिटीज और धूम्रपान करनेवालों के लिए बीटा-ब्लॉकर दवाएँ नुकसानदेह साबित हो सकती हैं। इन्हें लेने से श्वास-नलियाँ सिकुड़ सकती हैं, डायबिटीज में ब्लड शुगर कम होने के लक्षण छुप जाते हैं और धूम्रपान करनेवालों में हाथों-पैरों में खून का दौरा घटने से संबंधित परेशानियाँ बढ़ जाती हैं। ये दवाएँ लिपिड प्रोफाइल पर भी प्रतिकूल प्रभाव डालती हैं। इन्हें लेते रहने से ट्राइग्लीसराइड बढ़ जाते हैं और एच.डी.एल. कोलेस्टेरॉल घट जाता है।

इतर-प्रभाव

बीटा-ब्लॉकर दवाएँ लेने से कुछ के हाथ-पैर ठंडे रहने लगते हैं, कुछ को थकान बनी रहती है, कुछ को अनिद्रा और कुछ को श्वास-नलियों में सिकुड़न की तकलीफ हो जाती है। कुछ पुरुषों में अस्थायी पुंसत्वहीनता भी आ जाती है, लेकिन दवा बदलने पर यह समस्या प्रायः अपने से दूर हो जाती है।

ऐस इन्हीबिटर दवाएँ

ऐंजियोटेंसिन कनवर्टिंग एंजाइम (ACE) इन्हीबिटर दवाओं को आए अभी थोड़ा समय ही बीता है लेकिन उन्होंने आते ही अपनी धाक जमा ली है। ये दवाएँ धमनियों को सिकुड़ने से रोकती हैं और रक्तदाब को घटाती हैं। अपने गुणों के कारण ये उच्च

रक्तदाब, क्रोनिक हार्ट फेलियर और डायबिटीज-रुग्ण गुर्दों के उपचार में प्रभावी साबित होती हैं। कैप्टोप्रिल, ऐनलाप्रिल, लिसिनोप्रिल, बेनेजाप्रिल और रेमीप्रिल इस वर्ग की प्रमुख दवाएँ हैं।

सावधानियाँ

उच्च रक्तदाब से घिरी महिलाएँ जो गर्भधारण की इच्छुक हैं, उनके लिए ऐस इन्हीबिटर दवाएँ वर्जित हैं। जिन लोगों के गुर्दे ठीक काम नहीं करते, उन्हें भी ये दवाएँ नहीं दी जानी चाहिए। कुछ लोगों में ऐस इन्हीबिटर दवा की पहली खुराक लेने से रक्तदाब अचानक घट जाता है। अगर सिर घूमता लगे तो आराम करें। यह समस्या दुबारा परेशान करे तो डॉक्टर से मिलें।

इतर-प्रभाव

बीस प्रतिशत लोगों को ऐस इन्हीबिटर दवा शुरू करने के कुछ हफ्तों बाद ही सूखी खाँसी शुरू हो जाती है। यह खाँसी न रुके तो दवा बदलनी पड़ती है। कुछ लोगों को ऐस इन्हीबिटर दवाओं से ददोरे, पेशियों की ऐंठन और पेट चलने की परेशानी भी हो जाती है।

ऐंजियोटेंसिन II ब्लॉकर दवाएँ

ऐंजियोटेंसिन II ब्लॉकर दवाएँ ऐस इन्हीबिटर दवाओं की तरह ही काम करती हैं। इन्हें लेने से धमनियाँ ऐंजियोटेंसिन II से उपजनेवाली सिकुड़न से बची रहती हैं

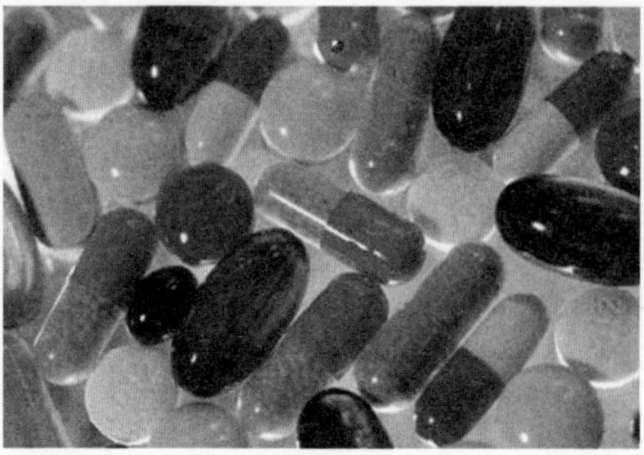

और नतीजतन रक्तदाब घट जाता है। इन दवाओं को लेने से सूखी खाँसी नहीं होती। भारत में अभी तक दो ऐंजियोटेंसिन II ब्लॉकर दवाएँ, लोसार्टन और केंडेसार्टन, ही उपलब्ध हैं।

सावधानियाँ

इस खतरे के प्रति सजग रहें कि पहली बार ऐंजियोटेंसिन II ब्लॉकर दवा लेने पर रक्तदाब अचानक घट सकता है। इस कारण चक्कर आ सकते हैं। ऐसे में आँखें मूँदकर लेट जाएँ और आराम करें।

ठीक ऐस इन्हीबिटर दवाओं के समान ये दवाएँ भी गर्भधारण की इच्छुक महिलाओं और उन लोगों के लिए वर्जित हैं जिनके गुर्दे अस्वस्थ हो चुके हैं।

इतर-प्रभाव

ऐंजियोटेंसिन II ब्लॉकर दवाओं से प्रायः कोई इतर प्रभाव नहीं होते। कुछ लोगों को चक्कर आने, सिरदर्द, थकान और अनिद्रा की परेशानी होती है। पोटेसियम की अति-वृद्धि के खतरे प्रति भी सजग रहना पड़ता है।

कैल्सियम चेनल ब्लॉकर दवाएँ

कैल्सियम चेनल ब्लॉकर दवाएँ भी उच्च रक्तदाब को कम करती हैं। इन्हें लेने से धमनियों को घेरे रहनेवाली पेशियों की कैल्सियम चेनल बंद हो जाती हैं जिससे ये पेशियाँ विश्राम की मुद्रा में रहती हैं। नतीजतन धमनियाँ भी खुली रहती हैं और रक्तदाब स्वस्थ सीमा में आ जाता है। ये दवाएँ हृदय-गति भी कम करती हैं।

रक्तदाब को संयत करने के अलावा कैल्सियम चेनल ब्लॉकर दवाएँ कोरोनरी हृदय रोग के उपचार में भी प्रभावी साबित हुई हैं। वेरेपेमिल नामक कैल्सियम चेनल ब्लॉकर दवा हृदय-लय की कुछ विशेष अनियमितताओं से भी निजात दिलाती है। एमलोडिपिन, डिलटियाजेम, निफेडीपिन, बेनीडीपिन, वेरापामिल और लर्कनेडिपिन आम प्रयोग में लायी जानेवाली कैल्सियम चेनल ब्लॉकर दवाएँ हैं।

सावधानियाँ

कैल्सियम चेनल ब्लॉकर दवाओं के साथ ग्रेपफ्रूट जूस नहीं लेना चाहिए। इसे लेने से यकृत कैल्सियम चेनल ब्लॉकर दवा को शरीर से साफ नहीं कर पाता और दवा की मात्रा खतरनाक ढंग से बढ़ जाती है। दूसरा, इन दवाओं को कभी अचानक बंद नहीं करना चाहिए। यह सावधानी न बरतने से ऐंजाइना अचानक बिगड़ सकता है।

इतर-प्रभाव

कैल्सियम चेनल ब्लॉकर दवाएँ कुछ लोगों में सरदर्द, पैरों में सूजन, कब्ज, थकान, धड़कन और पित्ती पैदा कर देती हैं। पैरों की सूजन इतनी बढ़ सकती है कि इन दवाओं को बदलना पड़ जाता है।

अल्फा ब्लॉकर दवाएँ

अल्फा ब्लॉकर दवाएँ पहली सभी दवाओं से निराली हैं। ये दवाएँ हमारे भीतर काम कर रहे अल्फा जैव रिसेप्टर्स को बंद कर देती हैं, जिससे धमनियाँ फैल जाती हैं और रक्तदाब घट जाता है। इन्हें लेने से रक्त कोलेस्टेरॉल भी घटता है, और बुजुर्ग पुरुषों में प्रोस्टेट के बढ़ने से मूत्राशय में आयी रुकावट से भी राहत मिलती है। लेकिन अन्य उच्च रक्तदाब दवाओं की तुलना में ये दवाएँ कम ही प्रयोग में लायी जाती हैं। प्रेजोसिन और टेरेजोसिन अल्फा ब्लॉकर दवाएँ हैं।

सावधानियाँ

इस खतरे के प्रति सजग रहें कि जब अल्फा ब्लॉकर दवा लेना शुरू करें तो बिस्तर से उठने पर रक्तदाब अचानक घट सकता है। इस कारण चक्कर भी आ सकते हैं। ऐसे में आँखें मूँदकर लेट जाएँ और आराम करें।

इतर-प्रभाव

अल्फा ब्लॉकर दवाएँ सर में दर्द, धड़कन, मतली और कमजोरी पैदा कर सकती हैं। उनका असर धीरे-धीरे कमजोर पड़ता जाता है, जिससे रक्तदाब पुनः बढ़ जाता है। लेकिन उनके साथ मूत्रल दवाएँ शुरू करने से ये पुनः काम करने लगती हैं।

केंद्रीय तंत्रिकातंत्र पर कार्य करनेवाली दवाएँ

कुछ उच्च रक्तदाब रोधक दवाएँ मस्तिष्क के केंद्रीय कक्ष को सीधा प्रभावित करती हैं। इनके असर से मस्तिष्क हृदय-गति को बढ़ाने और धमनियों की सिकुड़न प्रेरित करनेवाले जैव रसायन नहीं छोड़ पाता और रक्तदाब में सुधार आ जाता है। लेकिन ये दवाएँ आजकल कम ही प्रयोग की जाती हैं। इनका स्थान दूसरी बेहतर दवाओं ने ले लिया है।

क्लोनिडिन, मेथाइलडोपा, रेसरपिन, गुअनेथेडिन इस वर्ग की प्रमुख दवाएँ हैं जो 1970-80 के दशकों तक खूब इस्तेमाल की जाती थीं।

सावधानियाँ

ये दवाएँ ले रहे हैं तो इन्हें कभी अचानक बंद न करें। दवा एकदम छोड़ने से रक्तदाब इतना अधिक बढ़ सकता है कि कोई धमनी तक की आशंका हो जाती है।

इतर-प्रभाव

ये दवाएँ थकान, गफलत और तंद्रा पैदा कर सकती हैं। इन्हें लेने से मन भी

अवसाद से घिर सकता है, सरदर्द हो सकता है, वजन बढ़ सकता है और पुरुषों में पुंसत्व संबंधी समस्याएँ उत्पन्न हो सकती हैं।

धमनी-विस्फारक दवाएँ

धमनी-विस्फारक दवाएँ भी बहुत पुरानी हैं। इनका प्रयोग अब सिर्फ उन लोगों के उपचार में किया जाता है, जिन्हें किसी और दवा से आराम नहीं आता। ये दवाएँ सीधा धमनियों पर असर करती हैं और उन्हें फैला देती हैं जिससे दाब घट जाता है। हाइड्रेलाजिन और मिनोक्सीडिल धमनी-विस्फारक दवाएँ हैं।

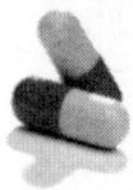

इतर-प्रभाव

धमनी-विस्फारक दवाएँ हृदय-गति बढ़ाने के साथ-साथ शरीर में जल की मात्रा बढ़ा देती हैं। ये दोनों इतर प्रभाव उच्च रक्तदाब के रोगी के लिए अवांछित होते हैं। इन्हें लेने से सरदर्द, चक्कर आने, कब्ज और नाक जमने की परेशानी भी हो सकती है।

कुछ सामान्य सावधानियाँ

उच्च रक्तदाब को संयत करने के लिए कोई भी दवा लें, उसके साथ कुछ सावधानियाँ बरतना जरूरी है :

♥ दवा का लाभ तभी मिल पाता है जब उसे नियम से लें। इसलिए अच्छा यही रहता है कि सुबह उठते ही पानी के साथ दवा ले लें। इससे दवा लेने में भूल नहीं होगी।

♥ दवा से कोई परेशानी आए तो डॉक्टर से सलाह लें। दवा अपने से अचानक बंद करना आपके लिए खतरनाक साबित हो सकता है।

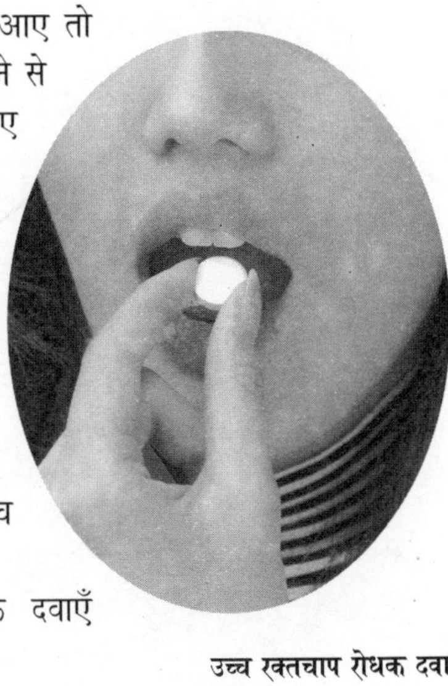

♥ कुछ समय के बाद कभी-कभी शरीर दवा के प्रति आसक्त हो जाता है। नतीजतन दवा असर करना बंद कर देती है, और उसे बदलना पड़ता है। इसलिए हर महीने कम से कम एक बार अपने रक्तदाब की जाँच अवश्य करें।

♥ उच्च रक्तदाब रोधक दवाएँ

प्रायः उम्र-भर लेनी पड़ती हैं। उन्हें लेने से रक्तदाब तभी तक घटा रहता है, जब तक दवा का शरीर पर असर रहता है। किंतु कुछ लोग गलती से यह समझ लेते हैं कि उनका रक्तदाब ठीक हो गया है, अब उन्हें दवा की जरूरत नहीं रही। यह भूल बहुत महँगी साबित हो सकती है।

♥ मुलेठी रक्तदाब को बढ़ाती है। उच्च रक्तदाब होने पर उसे नहीं लेना चाहिए। उसे लेने से सभी उच्च रक्तदाब रोधक दवाओं का असर कमजोर होता है।

♥ मदिरा भी कुछ उच्च रक्तदाब रोधक दवाओं जैसे बीटा ब्लाकर दवाओं के साथ प्रतिक्रिया कर जाती है और उनके असर को घटा-बढ़ा सकती है। इसलिए डॉक्टर से दवा का पर्चा लेते समय यह स्पष्ट पूछ लें कि दवा के साथ मदिरा ले सकते हैं या नहीं।